シリコンバレー式
ヤバい
コンディション

SUPER HUMAN

THE BULLETPROOF PLAN TO AGE BACKWARD AND MAYBE EVEN LIVE FOREVER

DAVE ASPREY

デイヴ・アスプリー
三浦和子 訳

SB Creative

僕の子どもたち、アンナ（12歳）とアラン（9歳）に捧げる。
そばにすわって熱心にこの本の編集をしてくれたので
本当にいい本になった。
きみたちが100歳を超えて、何を創作していても
その編集を手伝えることを心から願っている。
僕はその場にいるつもりだ。

本書に収められた健康管理に関するアドバイスや情報は、主治医や医療専門家のアドバイスの代用ではなく、それらのアドバイスを補完するものとして利用してください。

健康上の問題がある、またはその可能性があると思われる場合は、医療プログラムや治療を開始する前に主治医に相談することをおすすめします。本書に掲載されている情報の正確性に関しては、著者が執筆した時点で万全を期しておりますが、本書の掲載内容を利用したことにより生じる一切の医学的結果について、出版元ならびに著者はいかなる責任も負いません。

本書の原書の収益の一部は、より良い世界を築く一助としてXプライズ財団に寄付させていただきます。私たちは長生きして、その未来の世界を楽しむことになるのですから。

はじめに
——太古の昔から、人類はヤバいコンディションを追い求めてきた

人間は何千年もの間、逃れられない死を不死に変えようと精一杯努力してきた。僕もそんな人間の1人だ。本書では、僕自身がこれまで20年、世界中の著名研究機関のさまざまな論文を徹底的に調べ、疲れ知らずのヤバいコンディションを手に入れるために取り組んできたことをすべてお伝えしたい。

『HEAD STRONG シリコンバレー式頭がよくなる全技術』(ダイヤモンド社)の執筆に当たってリサーチをしていたとき、僕は、人間が本能的に死を避けようとする衝動をもっていることを実感した。

現代人は、一昔前では考えられなかったほど多くの知識やデータを手に入れられる世界を生きている。相変わらず、すべての人間が「死を避けること」に強い関心をもっているが、それは万全の体調を保ち、長生きすることを意識しているからではなく、**死を回避し、**

ミトコンドリアの役割

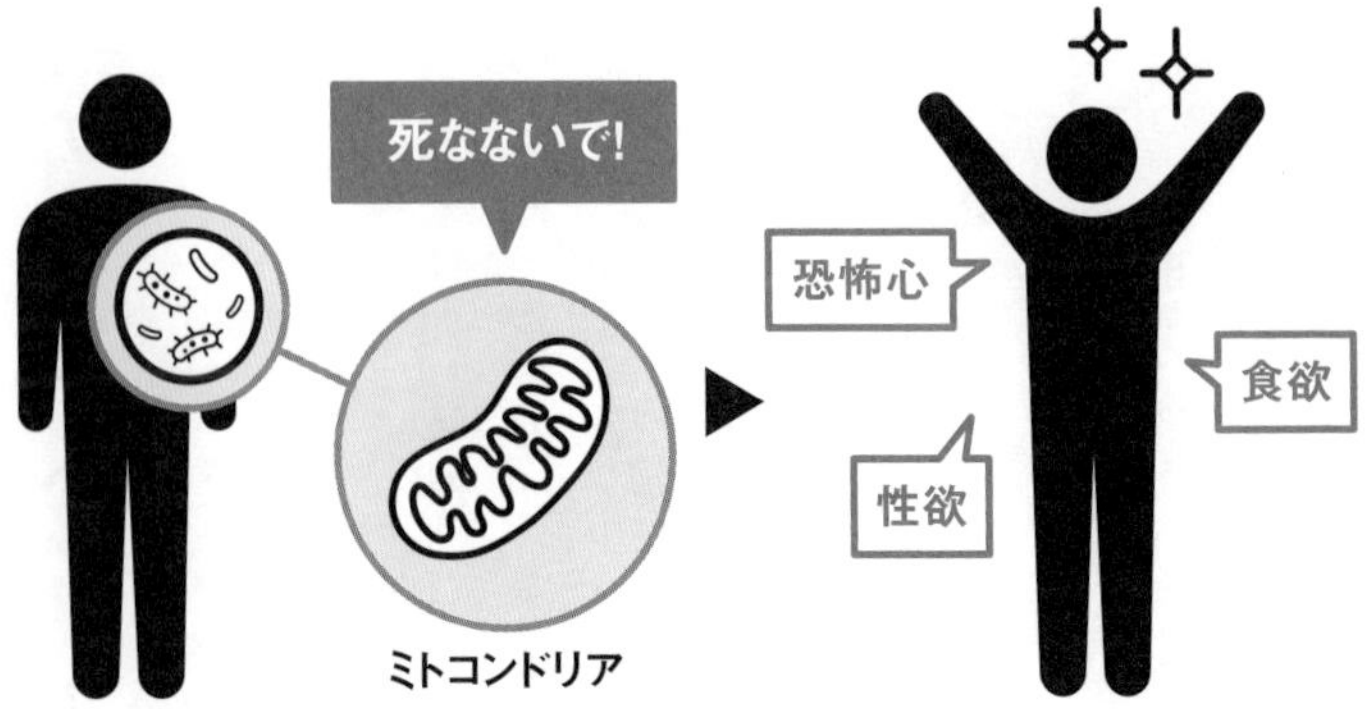

ヤバいコンディションを保とうとする欲望が人間の細胞レベルにすりこまれているからだ。

あなたの細胞内にあるミトコンドリアは、古細菌から進化した細胞内の「発電所」のようなもので、この世に存在するすべての生き物と同じく、「生き延びる」ことをいちばんの目的にしている。人体の内部には数えきれないほどたくさんのミトコンドリアが動き回っていて、それぞれが「死なないで！」と命令するプログラムを実行している。だから、あなたが死にたくないのは当然だ。

ミトコンドリアは、肉体を疲労から回復・再生させるための３つの行動に人間を

駆り立てる。3つの行動とは、「恐れる」「食べる」「セックスをする」である。人は、恐れることによって自分を殺すかもしれない敵と戦うか、逃げるかを判断し、食べることによって敵と戦うか逃げるためのエネルギーを蓄え、そしてセックスをすることで種を繁殖させるわけだ。

すべての生命体（細菌からハエ、虎まで）は「死を避けようとする」本能をもっているが、人間は大きな脳をもつ唯一の生命体であり、死を回避するという目的に沿った長期的な決断もできる。ただ、皮肉なことに、**自分を生かすためにある本能のせいで、長期的には自分にメリットのある、無敵の体づくりに役立つ決断をするのが苦手だ**。

たとえば、餓死したくないという欲求から、素早くエネルギーを高めようと糖を摂りすぎる。これは短期的には人間を生き延びさせるが、長期的には死亡するリスクを高めてしまう。何歳になっても心身がフルに機能するヤバいコンディションを保つには、目の前の利益に飛びつこうとする本能をおさえこむ習慣をつけることが何より大切だ。僕が少なくとも180歳まで生きるつもりだと発言するのを、どうか笑わないでほしい。

本書で紹介するどんなに多忙でも誰もが今日からできる対策の数々は、いわば「自分の将来への投資」であるとともに、現在の自分のパフォーマンスを高めてくれるものだ。1つひとつの対策には投資効果（ＲＯＩ）がある。

たとえば、体によい食べ物を食べて質のよい睡眠を取ることなどは、現在の脳のパフォーマンスの向上とともに、寿命を3％延ばすことが期待される。特殊な形状の炭素分子を含むオイルの摂取などは、実験用ラットの寿命を予想より90％延ばしており、驚くほど大きな効果が得られるかもしれない。

今日、特定の対策からどんな効果が得られるかを正確に計算することは難しいが、ＲＯＩ効果は今現在のエネルギーの増加と、将来にわたる健康増進という形でもたらされることがわかっている。しかも、健康寿命を延ばすだけでなく、ハイパフォーマンスで質・生産性ともに高い日々を過ごすことができるのだ。

人生の過ごし方には大きく分けて3つのステップがある。

ただ生きるというのがステップ1であり、これはいい人生とは限らない。

ステップ2は、エネルギッシュに生きること。

そしてステップ3は、年を重ねても10代の若者のように若々しく生きることである。

このステップ3、つまり**「ヤバいコンディションを手に入れること」**が有史以来の人間

の目標であることは、紀元前5世紀、古代ギリシャの歴史家ヘロドトスの著作に「青春の泉（若返りの泉）」が登場することからもよくわかる。

ヘロドトスは、全員が120歳まで生きた伝説上の民族、マクロビオイ（長命族）の国に、元気で長生きする不思議な水をたたえた泉があると主張した。その泉が「青春の泉」である。

面白いことに、ヘロドトスは著作の中でマクロビオイの食事に注目し、彼らの食事は煮た肉と乳だけだったと述べている。

これらの食事が最善だったとは思わないが、当時でさえ、若々しい体を維持することが遺伝子や幸運だけによるものではなく、人間の体内と周囲の環境によると直感的に感じていたというのは興味深い。そして人々は、環境を変えることで疲れ知らずの体が手に入るなら、ぜひそうしたいと望んでいた。

あなたが僕のほかの作品を読んだことがあれば、古代ギリシャ人はそれより前の原始人と同じく、バイオハッカー（周囲の環境を変えることで、身体・精神・頭脳のパフォーマンスを上げる習慣をもつ人）だったことにお気づきだろう。

僕はバイオハッキングのブームを巻き起こし、それを**「自分の体をコントロールするために体内と周囲の環境を変えること」**と定義した。そして2018年、『メリアム＝ウェブスター辞典』は「バイオハッキング」を英語の新語リストに加えた！

今では、細胞内レベルの変化を起こして、劇的にあなたの体を生まれ変わらせるための科学的なエビデンスがある。

あなたが80歳を迎えても活動的でいたいと願うなら、今の自分の生活を見つめて、「細胞を若々しく保つのを阻害している要因は何だろうか？」と自問することが重要だ。そして、ミトコンドリアに振り回されて目先の利益しか生まない判断を下さないように、自分で環境をつくればいい。現代の人間にはテクノロジーがある。その進化のおかげで、ホルモンから栄養・照明・体温・細胞の振動まで、周りの環境すべての側面を変えられるようになった。

テクノロジーに頼るのは「ずるいこと」では決してない。テクノロジーは、人間が自分自身の体を管理するためのツールなのだ。人間が自分の体を管理することによって最初にできるのは死を回避することである。2番目は年齢とともに若返ることであり、最後は年齢を重ねるにつれて体調がよくなっていくことである。これがまさしく、この本で皆さんにお伝えしたいことだ。

本書ではまず、老化に伴う病気を引き起こす生物学的要因について解説し、どうすればそれらを予防し、疲れ知らずの体をつくることができるのかを示したい。そうして死を回避する方法がわかれば、シンプルな対策から最先端の方法まで、さまざまな戦略を用いて年齢とともに若返り、生き生きした人生を送る方法がわかってくる。

そして最後に、ヤバいコンディションを手に入れるべく、徹底的なアンチエイジングのテクニックを検討しよう。多くの人が時間だけは増やすことができないと考えがちだが、実はそれはまったくの間違いだ。

僕は、バイオハッキングによって今も将来も人生の時間が増えることをこの目でみてきた。

僕は自分の体でもって、慎重に一度に1つずつ変数を変えていくような気長な実験をして、結果を見ずに死にたくはない。僕は結果にコミットするシリコンバレーのエンジニア・バイオハッカーであり、科学者や医師とは違う。科学者は細かいところまで分析して完璧に理解しようと努力し、これは世界を改善する時間の使い方だ。医師はたいてい、病気の予防より病気の治療に専念する。しかし、**あなたの体を管理しているのはあなた自身であり、目標を決めて、自分が求めているものを手に入れるまで、結果に影響を及ぼす生活のさまざまな要素を変える自由がある。**

その上、一度に１つの変数を試すのは不可能に近い。１種類のサプリメントの効き目を確かめようと１カ月間飲み続けたとしても、ある日、通勤経路を変えたことにより変数を変えてしまったら、それは結果に影響しないだろうか？　あなたが食べた朝食や身に着けたソックスはどうだろう？

周囲の環境には常に変化している無数の変数があり、僕はそのすべてを把握することには興味がない。僕は今現在とこの先の１３４年にわたって、もっとエネルギッシュになりたいし、その結果を得るチャンスを増やすためなら、どんなに多くの変数であっても喜んで変えるつもりだ。

ところで僕自身を振り返ってみると、10年前までは、１８０歳をめざすどころか80年以上生きると考えたこともなかった。小さい頃から太りすぎで慢性的に体調が悪く、14歳のときには膝の関節炎にかかっていた。20代の頃には糖尿病予備群で、思考力の低下・疲労など、老化につきものの何十もの問題に苦しんでいた。30歳になる前には、主治医から心臓発作や脳卒中のリスクが高いと言われた。つまり、自分が疲れ知らずの体を手に入れ、健康な人生を送るだろうとは少しも思わなかったのだ。

しかし、周囲にいてくれた疲れない体づくりに詳しい人々のおかげで、細胞へのさらなる損傷を防ぎ、すでに受けた損傷の一部を治療することまでできると学んだ。20代後半になると、栄養・サプリメント・テクノロジーなど、必要なものは何でも使って、総収入の20%を心身のハックに投資することにした。今エネルギッシュになれることほど利益の高い投資はないと僕は思う。

僕は、若々しい体づくりに詳しい医師、団体の助けを借りて、心身を自分の手に取り戻すことができた。体調不良が改善し、文字どおり年齢とともに若返りはじめたのだ。僕があれほどひどい状況を好転させることができたのだから、あなたにもきっとできる。

本書で紹介する方法の中にはお金のかかるものもあれば、そうでないものもある。だが、**最も効果の高い方法の多くは最もお金がかからない**。お金がかかったとしても、現在は10年前の費用の何分の一かで、疲れ知らずの体になるためのさまざまなハックを実践できる。それは、今のスマートフォンが10年前に発売されたモデルよりずっと高機能だが値段が安くなっているようなものだ。

最も利用しやすくシンプルなライフスタイルのハックから始めて、手頃な価格のハックを2、3選択すれば、時間を稼いで残りのハックが手に入るのを待つ余裕ができる。あなた自身の健康にとってそれこそがベストな投資だ。

パフォーマンスアップを目的としたハックにおけるイノベーションカーブの傾きはどんどん急になり、変化はとどまるところを知らない。あなたは今こそ、テクノロジーの恩恵を積極的に受けるべきだ。さあ、僕と一緒に頑張ろう。

パート I 本能

第1章 ミトコンドリアにスイッチを入れる

第2章 エネルギーをチャージする

第3章

食事で超人《スーパーヒューマン》に変身する

第4章

睡眠で神のコンディションに変わる

第5章

照明でエナジーチャージする

パートⅡ パワーアップ

第6章 脳を進化させる

第7章 重金属をデトックスする

第8章 活力をたぎらせる

第9章

腸を呼び覚ます

パート III

回復

パート I

本能

第1章

ミトコンドリアにスイッチを入れる

1 僕が超人《スーパーヒューマン》に生まれ変わるまで

僕は、5歳までは健康に問題のないふつうの子どもだった。ところがその後、カリフォルニア州からニューメキシコ州に家族で引っ越してから体調がおかしくなってきた。ふつうは高齢者だけに見られる健康問題に悩まされるようになってしまったのだ。僕の部屋は引っ越した家の地下にあり、水に濡れて傷んだ壁板が張りめぐらされていた。今になって思い出すのは、壁一面に黒カビが生えていたこと。僕の体はカビの生えた家のせいで知らぬ間に体調が悪化していたが、当時は誰もそのことに気づかず、もちろん、僕自身も気づいていなかった。

それから20年間、僕は関節痛、筋肉痛、ぜんそく、思考力の低下、感情の爆発などに悩まされ、変な鼻血までしょっちゅう出るようになった。いきなり鼻血が流れ出たり、抗生物質治療を終えるたびにレンサ球菌咽頭炎が再発したりもした。ある時は扁桃腺を切除してもらうと、代わりに慢性副鼻腔炎になった。正常血圧を維持できなくて、よく目まいがする上に、体はとても疲れやすかった。

14歳の頃には両膝の本格的な関節炎と診断された。医者からその診断を受けて帰宅する道中、僕は、「いったいどうして関節炎になんかなるんだろう」「あれは年寄りの病気じゃないか」と考えていた。僕はずっと太っていたが、その頃には立派な肥満体になってきていた。体に大量の肉割れ線ができて、それも悩みの種だった。「これって妊娠中の女性にできるものじゃないの？　まだ子どもなのに！」と悲観した。

その上、あろうことか、16歳になるとバストが大きくなってきた。多感な10代の少年にはとてもショックな出来事だった。男のくせにバストが大きくなっていたのは祖父だけだったのだ。そしてその祖父と同様、僕のホルモンは機能していなかった。肉割れ線と不自然なバストを抱えた僕は、シャツを脱いだ姿を決して他人に見せなかった。人前で裸になることは考えただけで恐ろしく、まさか30年後に僕の上半身裸のフルページ写真が『メンズ・ヘルス』誌に掲載されることになるなんて、想像だにしていなかった。

大学に進学後はますます体重が増え続けて、ついにウエストが117センチになり、膝は悪化した。学校でサッカーをすると膝を脱臼し、突然不自然なほど足が横向きに折れ曲がったりした。それが起きていきなり転ぶことには慣れっこになったが、痛いだけでなく、女の子とのデートが実にぎこちなく気まずいものになってしまった。肉割れ線と大きくなったバストと関節炎を抱え自信を喪失していて、いつ転ぶかわからないような肥満体の20歳の男と、誰がデートしたいと思うだろう？　しかも、すごく疲れてよく名前を忘れ、人付き合いが下手で、どんなに頑張ってもほとんど集中できないときている。そんなやつと付き合いたい女性なんていないというのは当然の話だった。

僕の冴えない学生生活より大きな問題だったのは、自分の体が人よりも早く老化しているという恐ろしい事実だった。**加齢に伴って命取りになる可能性の高い4つの病気――心疾患・糖尿病・アルツハイマー病・がん――**つまり、僕が「4つのキラー」と呼んでいる病気を発症する寸前まで来ていた。これらはすべて致命的な病気で、4つとも現在の世の中では増加しつつある。

1990年代に20代になった僕は、主治医の指示で血液検査を受け、心臓発作や脳卒中を発症するリスクが高いと判定された。空腹時血糖値はなんと117もあり、僕は確実に糖尿病予備群の範囲に入っていた。

自分の体の回復法を探しはじめたとき、僕はなぜそこまで自分の老化が早まっている

4つのキラー

加齢に伴って命取りになる可能性の高い4つの病気

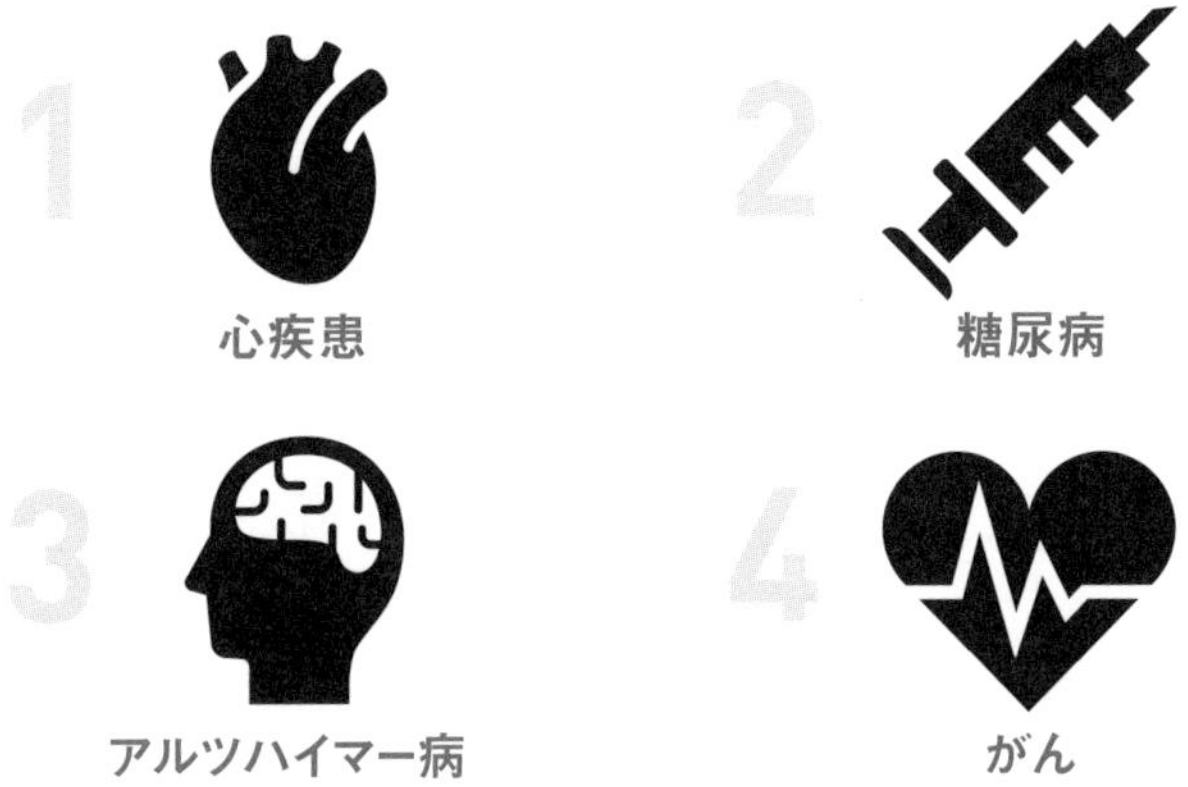

のかわかっていなかった。１９９０年代の中頃にはまだGoogleはなかったが、AltaVista（アメリカのＷｅｂ検索エンジン）があり、僕は夜間のクラスで、インターネットを構築するエンジニアたちを指導していた。幸運なことに、そのおかげで世間の大半の人が知らない情報にアクセスできた。**僕は大量のリサーチを行い、自分の症状の抑制や改善に役立ちそうなものが見つかれば、何でも買ってみるようになった。**年齢を経るにつれて肉割れ線や関節痛が今以上にひどくなっていくなんて、想像したくもなかった。

　エネルギッシュな体を取り戻す過程で大変お世話になったのは、アンチエイジング研究を専門とする先駆けの医師の１人、フィリップ・ミラー博士だ。博士に診てもらうには、その頃の僕にとって目の玉が飛び出るような額のお金が必要だったが、当時の僕はわらにもすがる思いだった。最初の診察はかつて経験したことのないもので、ホルモン検査など、当時のふつうの医師は存在すらも知らないような最先端の臨床検査をしてもらった。それからミラー医師は僕を座らせて、悪い検査結果を伝えた。僕は橋本病（体が自身の甲状腺を攻撃するようになる自己免疫疾患）にかかっていて、甲状腺ホルモンの値はほぼゼロ、テストステロンの値も母より低かった。

ひどい検査結果に打ちのめされてもおかしくなかったのだが、僕は確かなデータを手にしてわくわくしていた。これで自分の体調を左右する要因を客観的な数字をもとにコントロールできると感じていたからだ。ついに本当の情報を手に入れ、何を変えればいいのかがはっきりわかった。このデータは、ひどい状態が単なる僕自身の努力不足によるものではないという証拠だった。中年の頃にホルモンの値が下がるのはよくあることだが、20代では珍しい。そのとき、**年に似合わない老け方をしているのは、決して努力が足りないだけじゃないという証拠を手にして、僕は状況を改善させようと強く決意した。**

ミラー医師と一緒に考案したプランは、バイオアイデンティカルホルモンを用いて、僕のホルモン値を同年代の男性と同じレベルに戻し、データの追跡を続けるというものだった。そのホルモンはすぐに絶大なる効果をもたらし、僕は元気を回復して人生への情熱を取り戻した。

現在「シリコンバレー保健研究所（ＳＶＨＩ）」と呼ばれているアンチエイジングＮＰＯ団体のことを聞いた僕は、あるときその会合に参加してみることにした。

ＳＶＨＩでの初めての会合に出席し、少なくとも僕の3倍の年齢の人たちの話を聞きながら、僕はすっかりくつろいで、「この人たちは仲間だ」と感じていた。彼らと僕には多くの共通点があったが、彼らは、疲れ知らずの若々しい体づくりに関して僕が知らない知識をもっていた。会合が終わった後、最高にエネルギッシュな85歳の役員と長時間話しこんだ。そのはつらつとした姿は驚くべきもので、彼のようになるのは自分には絶対に無理だろうと思えた。だがいつの間にか、彼をまねしてみようという気持ちに変わっていた。

それから実に4年間、僕はもてる力をすべて注いで人体についてできるだけ多くのことを学んだ。**医学文献を調べ、何千もの研究論文を読み、ときには研究者たちに相談し、暇なときはいつもＳＶＨＩで過ごして、体の疲れや老化を積極的に改善しようと取り組む先輩の専門家たちから学ぶように心がけた。**このおかげで僕は、健康に対する考え方もすっかり変わり、体の不調の原因は1つではないことがわかった。体の不調や老化は大量の傷による死、つまり、主に周囲の環境から生じる小さな損傷が引き起こす累積損傷による死なのだ。

その後、2000年に元ジョンズ・ホプキンス病院外科医の医師に出会い、アレルギーテストなどさまざまな検査を受けた。その結果、8種類のごくありふれた有毒カビに対して、ひどいアレルギーがあることが判明した。僕の免疫系がカビに過敏になっていたのは、幼少期、住空間で日々ひどい有毒カビにさらされていたためで、それが細胞を破壊したのだ。僕を急速に老化させた謎の環境因子の1つが、これだった。

僕が若いのに老化した理由がはっきりとわかってきた。人の細胞に組みこまれた細菌であるミトコンドリアは、人間のエネルギー生成を促す。かつて人が単細胞生物だった頃、人は取り込んだ細菌の宿主細胞になった。**数百万年もかけて進化したその宿主細胞は人間になり、取り込んだ細菌はミトコンドリアになった。**そして今日、人とミトコンドリアはお互いなしでは生き残れない。では、昔から細菌にとって致命的な脅威となっているものは何だろうか？　カビである。

要するに、僕の細胞が絶えず宿敵と戦い、この戦いが多数の犠牲者を残した（＝体が衰えた）のだ。細胞が慢性的なストレスを抱えていると、そのミトコンドリアはエネルギー

ミトコンドリア機能の低下

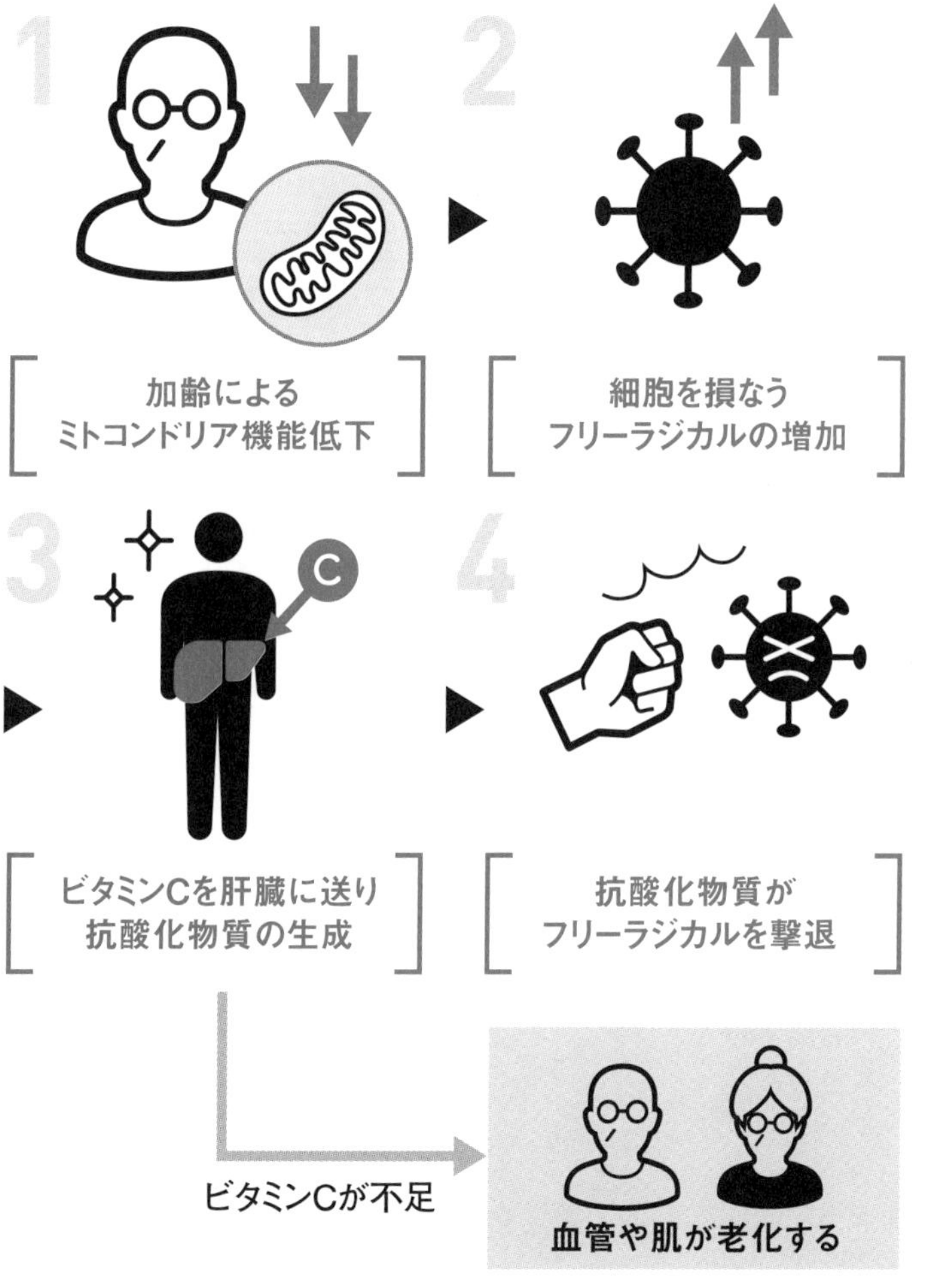

を効率的に使えない。そうなると、フリーラジカルとして知られる活性酸素種（ＲＯＳ）という分子が増える。細胞内に過剰なフリーラジカルが存在すると、それは化学反応を起こし、酸化と呼ばれるプロセスで細胞組織に損傷を与えるのだ。

あなたが日常的に有毒カビにさらされているか否かに関わりなく、これは加齢に伴って起きていることだ。ミトコンドリアの機能は徐々に衰え、細胞を損なうフリーラジカルの増加につながる。これに反応して、体は食物からビタミンＣを肝臓に送りこんで抗酸化物質の生成を促し、その抗酸化物質がフリーラジカルを撃退する。結果として体内でビタミンＣが不足し、肌や歯・骨・臓器・軟骨の結合組織内のタンパク質であるコラーゲンを十分生成できなくなる。ビタミンＣはアミノ酸と相互に作用してコラーゲンをつくるが、それは体内に十分にある場合に限る。体はエネルギー源を枯渇させるフリーラジカルの撃退を優先させるため、ビタミンＣが不足して健康な血管や肌が老化してしまうわけだ。

これこそが僕の肉割れ線や血管問題（そのせいで僕はよく鼻血が出た）の原因であり、大半の人が高齢になるまでこうした症状を起こさない理由なのだ。体内に組みこまれた細菌とカビとの闘いによって、僕は常に抗酸化物質が枯渇した状態になった。また、カビにより損傷を受けたミトコンドリアも、糖尿病予備群、脳への血流不足、関節炎、認知機能障害、そしてある医師によれば脳卒中と心臓発作の高いリスクの下地をつくった。僕はまだ20代だったが、ミトコンドリアの活力が衰え、心身ともに疲れきっていた。

2 4つのキラー

たっぷりと体の不自然な衰えを経験する時期を経て、疲労しきった体を回復させると、僕が4つのキラーで死ぬ可能性は急激に低くなった。その理由は、4つのキラーすべてに共通する根本的な問題——細胞、特にミトコンドリアへの累積損傷が生涯にわたって起こること——があるからだ。この損傷は、進行スピードに個人差はあっても誰にでも必ず起こる。まずい行動を取ったことによる損傷もあるが、損傷の多くは、新陳代謝や呼吸といった生命を支える基本的な機能によるものだ。

こうした損傷は体を弱らせ、長期的には体力の低下を加速させるので、あなたは毎日少しずつ死んでいく。生き延びるためには、できるだけ損傷を避ける必要があるが、食べ物・空気・照明・環境など、損傷を与える要因は日常の至るところにある。これらの損傷が体を疲れさせ、体の疲れがやがて病気をもたらし、病気が死を招くのだ。

あなたが20代もしくは30代なら「自分の体は無傷だ」と思うかもしれない。ところが、誤った選択や有毒な環境による損傷は幼少期から蓄積され、疲労・体重増加・思考力低下などを自覚していないとしても、あなたの体は日々刻々と傷つけられている。でも、体内のミトコンドリアの損傷を避けるのは、損傷を受けた後で回復させるよりもずっと簡単だ。あなたにその方法を教えたい。

体内のミトコンドリアは、摂取した食物からエネルギーを取り出し、そのエネルギーを酸素と結合させてアデノシン三リン酸（ATP）と呼ばれる化学物質をつくることに関わっている。ATPは、細胞が機能するのに必要なエネルギーを蓄える。**体内のミトコンドリアがこのプロセスを効率的に行うと、多量のエネルギーを生み出すので、若者のようにはつらつとして、能力を最大限に発揮できる。**しかし、加齢に伴いミトコンドリアの損傷や機能不全が生じて、その過程で過剰なフリーラジカルの生成が始まり、周囲の細胞に漏れることにより、4つのキラーを招いてしまう。

若い人でも、ミトコンドリアはATP生成の副産物としてフリーラジカルを生成するが、同時に抗酸化物質、つまりフリーラジカルの悪影響を阻止する化合物もつくる。だから、抗酸化物質を含む製品には若々しい体をつくる作用があるのだ。

抗酸化サプリメントの摂取や抗酸化物質を豊富に含むスキンケア製品の使用はいい方法

ミトコンドリアの役割と効能

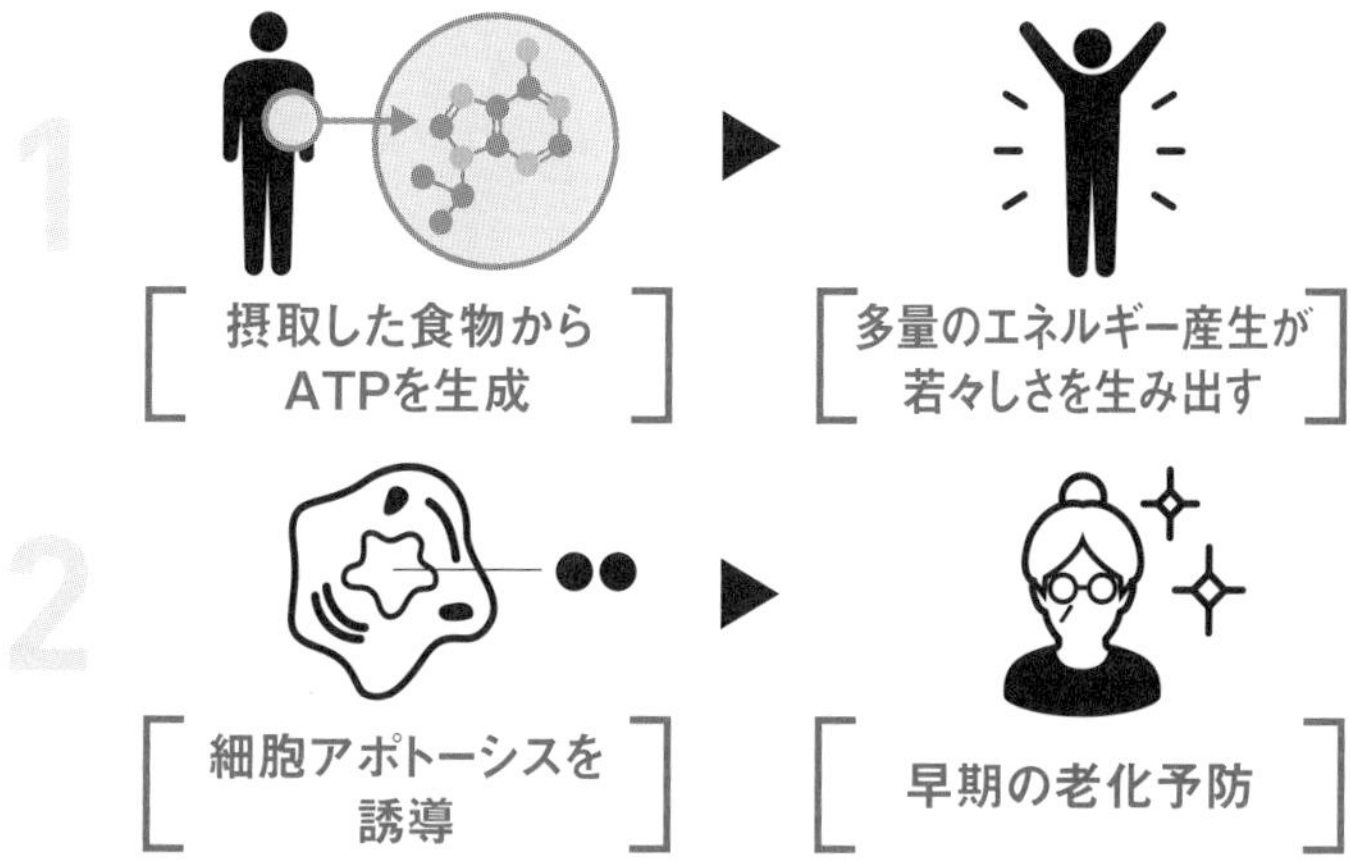

だが、それらはあくまで対症療法にすぎない。本当に若々しい体でい続けるためには、体内でこうした抗酸化物質が生成される必要があり、ミトコンドリアは、少なくともフリーラジカルと同量の抗酸化物質を生成しなければならないのだ。ミトコンドリアが非効率になると、過剰なフリーラジカルがつくられて抗酸化物質の生成が減少する。そんなわけで、肌にたっぷりと美容液を塗っても、このアンバランスさによって生じる損傷に十分歯止めをかけられなくなる。

ミトコンドリアはまた、細胞アポトーシスを誘導する役割を担っている。細胞アポトーシスとは、細胞の老化や機能不全の際に起こる「プログラムされた細胞死」だ。

ミトコンドリアの反応が遅いと、アポトーシスが適切に誘導されなくなり、その結果、死ぬべきでない健康な細胞が次々と死んだり、最盛期を過ぎた機能不全の細胞が残存したりすることになり、若々しい体を維持できなくなる。

あなたはまだ年若く、ミトコンドリアの爆発的なエネルギーに満たされているかもしれない。若いうちは、不健康な食べ物を食べて安物のビールをがぶ飲みし、眠らずにいても、若い体内では大量の抗酸化物質とエネルギーが作り出されているので、比較的うまく細胞の機能を維持できる。しかし**年齢を重ねると、一晩中飲み明かした挙げ句、しっかり睡眠を取ることなく翌日働くなどという無理はできないと思うようになる。**こうした現実に目覚める頃には、すでに多くのダメージを受けていて、それは長期的に体の衰えを促進することになる。しかし、自覚しない限りはそのままの生活を維持してしまうので、気づかないうちに損傷が積み重なっていく。

さて、もしもあなたが生活習慣を改善して、今後数十年にわたりダメージを受ける回数が減るとしたらどうだろうか？　そうなれば、70歳になっても50歳のように見え、はつらつとした気分でいられるだろう。しかしすべての損傷を回避することはできない。重要なのは、できるだけ多くのダメージを未然に防ぐことであり、それは期せずして、バイオハッキングの第1原則とぴったり重なっている。**日常生活からあなたの体を弱らせるものを取り除くだけで、何があっても疲れないヤバいコンディションに向かう戦略になるということだ。**

死のリスク1：心臓

動脈硬化として知られる症状は、心疾患になったことを示す最初の兆候だ。では、その原因は何だろうか？　内皮と呼ばれる薄い細胞層が動脈を裏打ちしていて、内皮がダメージを受けると、脂肪が動脈壁に侵入しプラーク（扁平もしくは隆起したかたまり）を形成する。これだけでも最悪だが、これが起きている事実に免疫系が気づくと、炎症性サイトカインという化学伝達物質を産生し、白血球細胞をこれらのプラークに引きつける。これが炎症性免疫反応だ。こうしたプラークが強い炎症のために破裂して血栓が形成され、この血栓が大半の心臓発作と脳卒中を引き起こす。

炎症が心疾患の原因だと断言するのをためらう医師もいるが、炎症が心疾患を進行させる大きなステップになるというエビデンスを否定するのは難しい。そしてほとんどの機能性医学の医師は、現在、炎症をコレステロール値より大きな健康リスクと見なしている。

死のリスク2：炎症

炎症が心疾患を「引き起こす」という説については、いまだに意見が分かれているが、2型糖尿病が炎症性疾患であるという明確なエビデンスがあり[1]、糖尿病（膵臓が体の要求に応じた十分なインスリンを生成できない病気）にかかっていると、心血管系リスクがとてつもなく高くなる。10年以上前の研究で、マクロファージ（免疫反応において重要な役割を果たす未熟な白血球）が健康な組織に入りこむと、炎症性サイトカインを放出し、それによって、近くの細胞がインスリン抵抗性をもつようになることが発見された[2]。

インスリン抵抗性があると、正常なら糖を血中から細胞へと取り込むべき体のインスリン反応が低下する。その結果、血糖値がうまく調節されずに慢性的に高くなる。慢性的な高血糖は、結局は糖尿病につながるため、インスリン抵抗性と診断されると糖尿病予備群と見なされることが多い。アメリカ疾病対策センター（CDC）によれば、アメリカ人の少なくとも3人に1人が糖尿病予備群であり、これだけ一般的になると大したことではないように思うかもしれない。しかし、実のところ、これは大変な問題だ。糖尿病にかかっていると、ほかの致命的な病気を発症するリスクが激増する。

肥満体のティーンエイジャーだった僕は、痩せる努力が足りないだけだという神話を受け入れ、うんざりするほど運動をして、常に食べるものに注意していた。朝食には、エネルギーを供給してくれるらしいグレープナッツ（grape nuts）というシリアルを食べ、体によいはずのスキムミルク（脱脂粉乳）を飲んだが、どちらも効果がなかった。中学時代のある朝、僕はサッカーの大きな試合に備えて、ボウル1杯のシリアルにスキムミルクをかけて食べたことを覚えている。これが健康的な朝食だと確信していたが、試合ではあまりよい成績を上げられなかった。

自分の体にとって本当は何がよいのか。一般に正しいとされている考え方を疑ったのは、これが初めてだった。真の答えを得るまでにさらに何年もかかったが、切羽詰まっていた僕は、おおよそティーンエイジャーらしくないことを試すようになった。ずっと疲れきっている自分の体にうんざりしていたので、活力がみなぎってパフォーマンスがアップする方法を教えてくれる読み物を手当たり次第に手に取りはじめた。同年代の仲間が酒を飲んで楽しんでいる間、僕は1人、家でバイオハッキングにのめりこんでいた。

ある時、膝の痛みのために健康食品店でグルコサミンの錠剤を買って試してみたところ、とても調子がよくなった。その頃は知らなかったが、グルコサミンはグリコリシス、つまり体のグルコース（ブドウ糖）分解を抑制する。その結果、体は糖ではなく脂肪からエネルギーを得ることになり、インスリン抵抗性の予防に役立つ。マウスを用いた最近の研究によると、グルコサミンはミトコンドリアの生合成（新たなミトコンドリアの発生）を促進し、カロリー制限と同じような効果を発揮するという[3]。

多くの研究では、十分に栄養を摂りながらカロリー制限（1日1200キロカロリー以下の食事）をすれば寿命が延びることが示唆されている。マウスの場合、カロリー制限によって寿命を40％も延ばすことができる。人間の場合は10％程度だろうと考える研究者が多いが、それでも驚くべき効果だ[4]。

しかしこれは、襲い来る空腹感に耐えられれば、の話である。

あなたが一般的な感覚をもつ人なら、おなかが減るのはうれしくないし、1日1200キロカロリー以下に制限するのも願い下げだろう。幸い、研究者たちが、空腹感を覚えずにカロリー制限と同じ効果を得られる化合物の試験を行っている。その化合物の1つがグルコサミンだ。ある研究によれば、グルコサミンはマウスの寿命を10％延ばした[5]。その上、グルコサミンは体の糖代謝に影響を与えることから、僕の膝の痛みにも効きそうだった。

このようにささやかな達成感を味わったものの、僕はかつてないほど太っていて、そんな自分に嫌気がさしていた。大学在学中は18カ月間、1回1時間半の運動を週に6日行い、低カロリー・低脂肪のセミベジタリアン（赤肉は食べないが、たまに少量の鶏肉と魚介類を食べる菜食主義の食事）ダイエットを実践して、大量の米と豆類、体によいとされるすべての食品を摂った。確かに体力はついてきたが、まだぜい肉がたっぷりついていた。しかもその後の血液検査で、脂肪とそれによる炎症のため糖尿病予備群になっていることがわかった。

何かを変えなければいけないことはわかっていた。でも、何を変えればいいのか見当がつかない。そんなある日、コーヒーショップでいつものようにコーヒーを飲んでいると、ラックに置かれたウエイトリフティングの雑誌が目にとまった。僕はその表紙にある「腹筋の鍛え方！」という記事のタイトルに目を奪われた。腹筋を鍛えるなんて、自分にはとうてい無理だと考えていたが、自分の腹筋の「ぜい肉」をどうにかするためには、この記事は読まなければならないと思った。

僕は、トリプルラテをすすりながら、見事な腹筋をもつボディービルダーの記事を読んだ。彼は、糖と炭水化物が太る原因だと述べていた。当時はそんなアドバイスは過激で、今なお議論の的になっているが、糖が炎症を引き起こすという事実がわかってからは、広く受け入れられるようになってきた[6]。今ではわずかな血糖値の急上昇でさえ血管系に悪影響を与えることがわかっている。僕はその雑誌をひっつかんで家に帰り、カッテージチーズとオレンジジュースでスムージーをつくった。

この日を境に、僕は普段の食事において、タンパク質の摂取を増やし、穀物と糖が含まれる食品を避けるようになった。そして初めて、食べた量より食べなかった物（炭水化物）に注目するようになった。その結果、3カ月で体重が約25キロ落ちたが、もっと驚いたのは、性格が変わったことだった。僕の性格が穏やかになったことに周囲の誰もが気づき、友達ができるようになった。体質がすっかり変わって、常に体が疲れなくなった。授業中の集中力も高まり、成績平均点（GPA）も信じられないくらい上がり、前の学期は2・8だったが、履修単位数が2倍、GPAは3・9になった。

穀物と糖を避けたことで炎症が減り、血糖値が安定し、賢くなり、性格が穏やかになったのだ。これまでの人生の大半で、食べるべき食品について山ほど嘘をつかれていたことを自覚した僕は、さまざまな研究について詳しく調べて、カッテージチーズのスムージーからゾーン・ダイエット、アトキンス・ダイエットまで、いろいろな戦略を試してみた。そうして、明らかに炎症を引き起こし、それを食べると体調が最悪になる食べ物があることを知った。こうした炎症性の食品が何であり、どうすれば避けられるかの答えがついにわかった。それは本書の第3章で詳しく説明しよう。

死のリスク3：脳

体脂肪内の免疫細胞が炎症を引き起こし、それが糖尿病をもたらすように、脳内にも同じような機能を果たすミクログリアという分化した免疫細胞がある。ミクログリアは脳の免疫応答と炎症反応をコントロールし、また、アポトーシスに似たプロセスで機能不全のニューロン（神経細胞）を全滅させる役割を果たす。ミクログリアは絶えず脳を監視し、脅威を感じると、病原体を攻撃・除去するために炎症性サイトカインの放出を促す。それにより炎症を起こし、炎症が慢性化すればニューロンを死傷させ、記憶喪失などの認知的問題を引き起こすことがある。[7] 多くの研究者は現在、これがアルツハイマー型認知症の原因だと考えている。

僕は20代の頃に重大な認知機能障害を経験していて、いずれ認知症を発症するのではと秘かに思っていた。1990年代にビジネススクールに通っていた頃、テストの成績はひどいものだった。数学の試験では、1問ごとに正答率がはっきりと低下していった。特に後半になると、まったく問題が解けない。解き方は勉強して身に付いているはずなのに、脳がすぐに疲れてしまったのだ。

この経験から、将来、仕事をするときに自分の脳を十分に使えなくなったらどうなるのか、と不安に感じるようになった。それまでの人生では成功していたが、突然、考えているほど自分は賢くないと思うようになった。そこで、脳の中で実際に何が起きているのかを知るために、当時は賛否の分かれていた脳血流検査（SPECTスキャン）を受けることにした。その画像は、僕が集中しようとしても、前頭前皮質（複雑な思考や意思決定に関与する脳の部位）は基本的に活動していないことを示していた。担当医のダニエル・エイメン医師はアメリカで初めてSPECTスキャンを用いた人物だが、僕がそれほど明白な認知機能障害を抱えながら、わずかでも成功を収めたことに驚いていた。

ふたたび厄介な事実を知って、かえってホッとした。何もかもがあれほど苦しかったのには実は理由があったと説明されて、納得できたからだ。努力が足りないとか知性が身に付いていないといった問題ではなかった。これは生物学的な問題であり、僕自身の脳という「ハードウェア」の問題だった。そして、炎症を抑えて脳の機能を改善するためにできることがたくさんあり、それらはあまり知られていなかった。見つけた治療法を受けるとすぐに効果があらわれ、僕は年を追うごとに賢く機敏になっていった。

もしあなたが20代か30代なら、脳内の炎症を減らし、知力を高めて加齢に伴う認知機能の低下を避けることは簡単だ。そして仮に高齢で認知症の症状を抱えていたとしても、脳の機能を改善することはできる。早く始めるほどいいのだが、若々しくパワフルで活力に満ちた脳を育てるのに遅すぎることはない。142ページでその方法を紹介しよう。

死のリスク4：細胞

ちなみにアンチエイジングに関して言えば、がんは両刃の剣のようなものだ。細胞の成長を早めたり若返らせたりする何かをすれば、がん細胞も健康な細胞と一緒に成長し若返るので、発がんリスクが高くなるのは避けられない。そうなると、難しい二項対立に直面する。つまり、**およそ40%のがんになる確率で「正常に」老化するか、若返って発がんリスクを少し上げるかもしれないということだ。**このジレンマに対する僕の解決策は、ミトコンドリアを活性化すること自体が発がんリスクを下げるので、ミトコンドリアをスーパースターのように活躍させるためにできる限りの手を打つことだ。

前に述べたように、アポトーシスとは、老いた細胞あるいは不安定な細胞を標的とする、健康維持を目的として人体にプログラムされた細胞死だが、それに加えて体には、損傷を受けた細胞成分を再利用する解毒作用が備わっている。これはオートファジー（「自己貪食」と訳されるギリシャ語）と呼ばれる。オートファジーが働いている間、細胞は体をスキャンして死んだ細胞、病気の細胞、老朽化した細胞を探しだし、これらの古い細胞から役に立つ成分を取り除き、その後、残りの分子をエネルギー産生か新しい細胞の部位生成に用いる。この再利用プロセスは不要な毒を取り除き、炎症を減らし、老化を遅らせる。

オートファジーを活性化させると、体が衰えるスピードが遅くなり、炎症が減り、発がんリスクが下がり、身体能力が上がって、僕たちの体は最高のパフォーマンスを発揮できるようになる。オートファジーの促進には、特定のサプリメント、短期間の断食などのライフスタイル改善が有効だ。ヤバいコンディションになるテクニックを探究しながら、オートファジー活性化の方法をお伝えしよう。

3 健康リスクを回避せよ

現代社会ではミトコンドリアの機能低下が避けられず、それが加齢の正常な現象だと考えられている。30歳から70歳までの間に、平均的なミトコンドリアの効率は約50％低下し、4つのキラーを発症するきっかけになる。

この本を読んでいるあなたは、年齢相応に老けこむつもりはないはずだ。僕がミトコンドリアの重要性を見いだした頃には、長年有毒カビにさらされていた体内のミトコンドリアはめちゃくちゃになっていた。カビが体を弱らせ、老化を早めていた。僕は、人生を生きていく中で誰もが必ず影響を受ける「細胞の損傷」を人よりずっと早く感じるようになった。

僕は損傷の怖さを若い頃に痛感していたので、リアルタイムで、どの環境因子が自分の心身のパフォーマンスに最も影響しているのかを見つけ出すことができるようになった。そのおかげで、自分の体に傷をつけてダメージを与えない方法を学ぶことができただけでなく、今それをあなたに伝えることができるのだ。**その方法とは、生活の基本——つまり十分な栄養・質のよい睡眠を重視することである。**

その具体的な方法を学ぶ前に次の章では、こうした傷が人間の体にいったいどんな影響を与えるのか詳しく見てみよう。炎症性の食事を摂るといきなり変性疾患を発症するわけではない。周囲の環境による傷が細胞下レベルの目に見えない損傷をもたらすのだ。そして、来る日も来る日も何年にもわたって損傷による体にかけた負担が積み重なっていく。そして長年積み重なった負担に気づく頃には、あなたは若々しい体をいつしか失っている。しかし今、あなたはこの損傷が蓄積されるのを防ぐ行動を起こすことができるはずだ。

ポイント

あなたが平均的な人なら……

●心疾患で死亡するリスクは23％。

●糖尿病のリスクは25％。

●アルツハイマー型認知症を発症するリスクは10％。

●がんのリスクは40％で、がんで死亡するリスクは20％。

だから、ハッキングを始めよう。すぐに次のことをやろう。

●関節痛か血糖値問題を抱えている場合、グルコサミンの摂取を検討しよう。グルコサミンはマウスの血糖値をコントロールするのに役立ち、おそらくは人間の健康寿命も延ばす。

●フリーラジカルを撃退するために、抗酸化物質をしっかり摂ろう。ベリー類、ハーブ、香辛料、コーヒー、お茶、ダークチョコレートがおすすめだ。

●短期間の断食はオートファジーを活性化する。今すぐ始めよう。

●若々しさを維持する鍵を握るのはミトコンドリアである。

●生活の基本――つまり十分な栄養・質のよい睡眠が重要だ。

第2章

エネルギーをチャージする

さて、ここまで本書を読んであなたは、「4つのキラー」に殺されないようにしようと決心したことだろう。体を衰えさせる7つの原因に対抗する時が来たのだ。若者にしては早すぎる体の衰えを改善しようと努力していたとき、僕は**あらゆる人体機能の衰えと病気が特有の細胞老化によって起きている**ことを学んだ。その後、僕はオーブリー・デ・グレイなどの専門家から、さらに詳しい情報を入手した。オーブリー・デ・グレイは加齢を取るに足りないものにするための工学的戦略（SENS）研究財団の最高科学責任者だ。SENS研究財団は全世界の抗加齢研究に資金を提供し、体の衰えを食い止めるという使命を負っている。僕の友人で圧倒的なコンディションを手に入れるべく邁進するエリートたちの多くは、SENSが言うところの「人体の衰えをもたらす細胞と分子の損傷の分類」に注目している。僕はこれを**「体が衰える7つの原因」**と呼んでいる。

4 活力を奪う7大要因

まずはじめに「体が衰える7つの原因」が、細胞レベルで体にどう影響するのかを理解することが大切だ。**時間とともに起きる変性には生まれつきのものもあるが、最悪な変性から身を守るためにできることはたくさんある。**シンプルでお金のかからないライフスタイルの変更や栄養の改善から、近頃だんだんと手頃な価格になってきている高性能テクノロジーまで、体の衰えをハックするための多くの戦略の概要をまとめるつもりだ。紹介するほぼすべての方法は自分で試している。だからあなたも安心して試してほしい。

まず、体の衰えのプロセス、そしてそれが僕らにどのような影響を与えるのかを詳しく見ていこう。

原因その1：細胞組織の減少

若いうちは、体には大量の幹細胞（同じ種類の細胞をより多く生み出すことのできる未分化細胞）がある。前述したアポトーシスによって細胞が死ぬと、幹細胞がただちにアクショ

体が衰える7つの原因

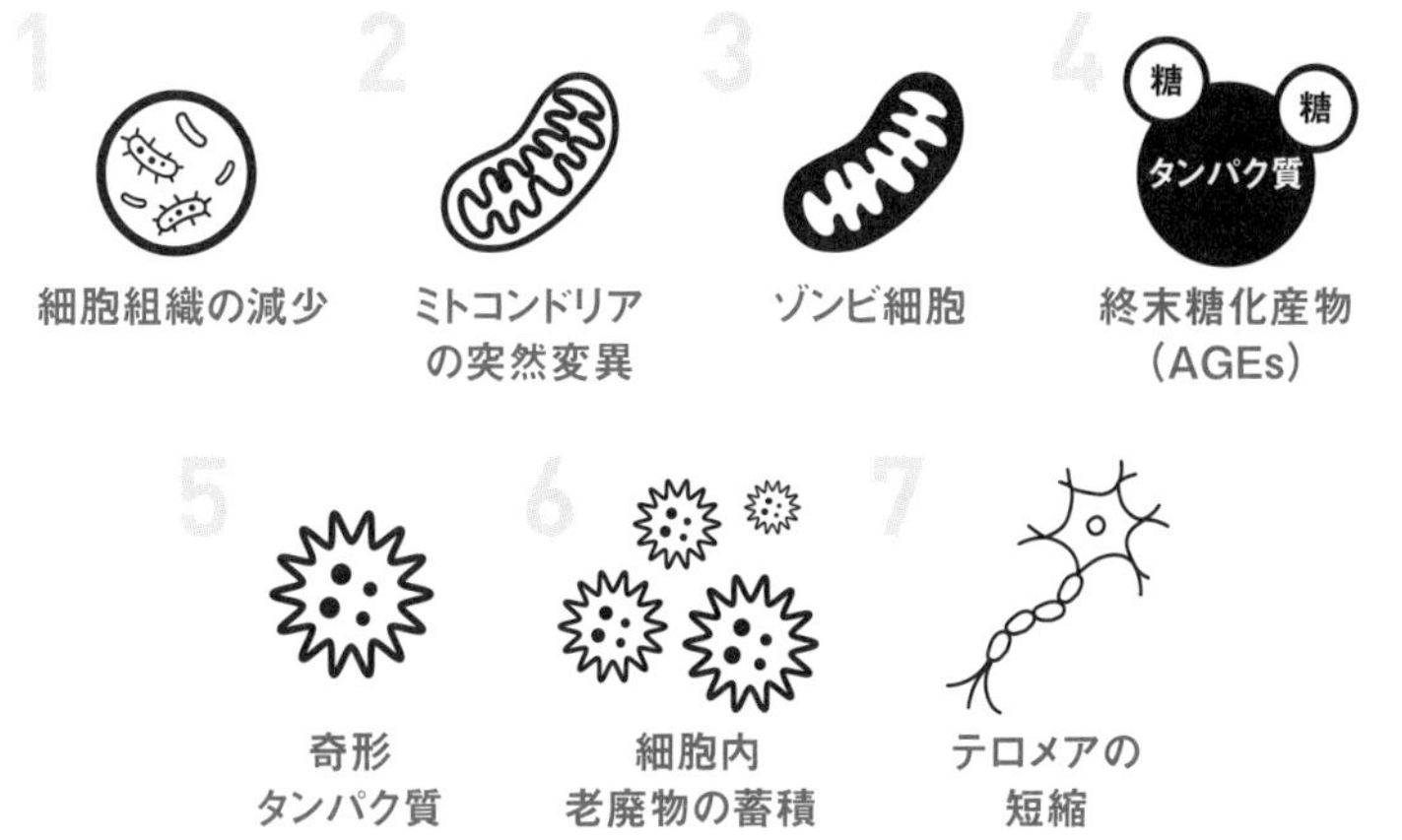

ンを起こして死んだ細胞の代わりになる生きた細胞に置き換える。ところが、年を重ねるといくつかの変化が起きる。幹細胞の置き換え能力は減少し、幹細胞自体の活動が低下するので、死んだ細胞を置換する効率が落ち、ミトコンドリアはあなたにとって適切なタイミングでアポトーシスを誘発できないことが起こり得る。予想外に早く死ぬ細胞もあれば、すぐに生きた細胞に置き換えられないで死んだ細胞もある。その結果、全身の組織はますます多くの細胞を失って萎縮しはじめるか、壊れてしまう。

ここで「老人」を想像してほしい。おそらくあなたは心の中で、たるんだ皮膚、しまりのない筋肉、震える手、あいまいな記憶をもつ弱々しい人を思い描くだろう。このような状態は、年を取って細胞が死んでも置換されないことで起こるのだ。特に筋肉組織の減少は、加齢現象として多くの人によく見られるので、「サルコペニア」という名称まで付いている。サルコペニアは転倒や骨折につながり、こうした転倒（あるいは手術）後の体の完全な回復さえも損なわれることがある。[1] 早い人では30歳でサルコペニアになり、10年ごとに悪化していく。[2]

脳内のニューロンが死んでも体がそれらを置換できないと、脳は縮んでしまう。こうした不具合は年を取ると起こりやすく、微細運動機能の低下とともに認知機能低下と認知症の一因となる。とりわけニューロン脱落が海馬（感情・記憶・神経系を制御する脳の部位）で起きると、あなたが想像した老人にそっくりの声と姿になりはじめる。海馬萎縮はよく見られることなので、海馬の大きさが体の衰えの重要な指標だと考えられている。[3] 海馬萎縮は異常な状態であり、当たり前に発生するものではない。

そこで、次の大きな問題が発生する。これらの死んだ細胞が生きた細胞にしっかりと置き換えられ、また元気な細胞が無駄に死滅しないようにするにはどうすればいいのだろうか？

これについては、ミトコンドリアを健康に保っていれば、たくさんの不要な細胞脱落を避けられることがわかっている。誰もが実践できるよい方法は、ミトコンドリアの効率を上げる食物を食べることだ。そうすれば、ミトコンドリアはさらにエネルギーを産生し、それらが働くのに欠かせないタンパク質・ホルモン・脂肪酸の生成につながる材料を体が得ることになる。次の章でこれらの食べ物を紹介しよう。

体の衰えを食い止め、若々しい体の維持を成功に導く鍵は、今すぐ始めることだ。基本的に人間は痛い目に遭うことを避けたがる。落ちているくぎを踏まなかったり、やけどに注意したりするのは、こうした傷の痛さを瞬間的に感じ取るからだ。しかし体の加齢現象となると、わが身の変化の影響をすぐに自覚できないので、無自覚でダメージを受け続けるのだ。だが、環境をほんの少し変えてダメージを減らしていけば、状況は間違いなくよくなっていく。

原因その2：ミトコンドリアの突然変異

ミトコンドリアの突然変異、つまり損傷を受けたミトコンドリアが体の衰えの第2の原因であり、この衰えのプロセスは非常に重要だ。あなたを生存させるエネルギーを作り出す細胞の発電所が変異しはじめたら、すべてがめちゃくちゃになるのは当然の話だ。

残念ながら、ミトコンドリアの損傷による体の衰えについて注目が集まる機会は少ない。**なんとバイオテクノロジーの最前線にいる専門家たちでさえ、過去70年にわたって、ヒトゲノムの解析に注力するばかりで、ミトコンドリアDNAの突然変異にはほとんど注目してこなかった。**

ミトコンドリアは細菌から進化したもので、独自の遺伝情報をもっている。このミトコンドリアDNAは、体のエネルギー生成をコントロールするという、きわめて重要な機能を果たすのだ。残念なことに、ミトコンドリアDNAは損傷を受けたときに自らを修復する能力が低いので、突然変異を起こしやすい。だから、ミトコンドリアに受ける損傷はでき得る限り減らしたい。

たとえばこんなふうにイメージしてみよう。あなたのDNAは住宅（あなたの体）の外観のイメージ――部屋が何室あり、窓がいくつあり、どんな屋根で、どれくらいの高さになるかなど――を構成する。一方、あなたのミトコンドリアDNAは、建物にどんな配線、暖房装置、照明、エアコンがつくことになるかといった、建物の内装を決めるものだ。そして、配線に問題が起きたり、エアコンが故障したり、電球が切れたりすれば、住んでいたい家ではなくなる。内装を作り出すミトコンドリアDNAはいとも簡単に壊れて変異するため、そうならないよう注意することが非常に大切だ。

第1章で説明したように、過剰なフリーラジカルが存在すると、ミトコンドリアDNA

が損傷を受ける。フリーラジカルによるミトコンドリアＤＮＡの損傷が、ミトコンドリアの遺伝情報の欠失を引き起こす。**損傷を受けたミトコンドリアのエネルギー産生は非効率化し、さらに膨大な量のフリーラジカルを生成して、あなたがスーパーヒューマンをめざす努力に向けるべきエネルギーを減らしてしまう。**

このサイクルはすべて、32ページで説明した過剰なフリーラジカルから始まったことを思い出してほしい。フリーラジカルは機能不全に陥ったミトコンドリアによって生成されるのだ！　というわけで、あなたが両親から受け継いだ遺伝情報にかかわらず、あなたのミトコンドリアの効率が上がるほど、ミトコンドリアＤＮＡに損傷を受ける可能性は低くなる。僕のアンチエイジング実施計画が、長期にわたってミトコンドリアに重きを置くのには多くの理由があるが、これもその理由の１つだ。

原因その３：ゾンビ細胞

細胞死に抵抗する細胞、すなわち老化細胞は疲弊しても死滅しない細胞で、今日の一生若々しい体をつくる研究領域の大きな焦点になっている。**この細胞は適切な分裂も機能もせず、体にとってお荷物になる。**機能しないが生き残り、炎症性タンパク質を分泌して、「４

つのキラー」のリスク上昇など、慢性炎症から生じるあらゆる問題を引き起こす。[4]さらに悪いことに、老化細胞内のミトコンドリアは機能不全になり、大量の活性酸素種を放出する。これは細胞老化関連ミトコンドリア機能不全（SAMD）と呼ばれ、体から急速に活力を失わせる。[5]

老化細胞は時間の経過に応じて増加し、損傷が蓄積して体の衰え・体調不良・病気の大きな原因となる。

老化細胞は多くの活力低下現象の一因にもなる。あなたはこうした現象によって死ぬようなことはないが、人生後半はとても快適とは言えない日々を過ごすことになるだろう。医師たちは、たとえば膝への移植手術が必要な患者の膝関節軟骨の中には過剰な老化細胞があることを、何年も前から知っている。実は、少数の老化細胞を膝に注入しただけで、実際に関節炎が起こることがある。[6]僕が14歳の頃に体験したのも、関節の老化細胞が関節炎を引き起こしたものだろう。

この細胞の中には簡単に全滅させられるものもあれば、Netflixで一気見できる人気ドラマ『ウォーキング・デッド』（ゾンビの大量発生を描いたアメリカの人気テレビ番組）のゾンビのようにしぶとく生き残るものもある。いちばん損傷を与えるタイプのゾンビ細胞は免疫細胞だ。あなたがけがをしたり感染症にかかったりすると、早く治すために免疫細胞が増殖する。回復すると、この過剰な免疫細胞は次々と死ぬのだが、死滅しない場合は、免疫系が新たな感染やけがに対処するのを妨げる。これが年齢を重ねるにつれて免疫系が弱くなる理由の1つだ。

しかし、**ゾンビ細胞による損傷を防ぐ方法はたくさんある。最も大切なことは、細胞膜を強く保ち、細胞ができるだけ長く正常に機能できるようにすることだ。**僕は、カルシウム、マグネシウム、アミノエタノールリン酸塩（AEP）のカリウム塩を含むサプリメントを摂っているが、このサプリには正常な細胞膜機能を維持する効果がある。

そのほかにも、ゾンビ細胞に立ち向かうもっと手頃な天然の物質がある。僕が気に入っているのはフィセチン。海藻やイチゴに含まれるポリフェノールだ。ある研究で、フィセチンの大量投与により特定の臓器の老化細胞の最大50％を死滅させられることが示された[7]。ゾンビ細胞を最も効果的に破壊するフィセチンの使い方に関する研究は完成していないが、研究によって、フィセチンが認知力の向上に有効であることが明らかになっている[8]。これはおそらく、フィセチンの抗酸化活性とほかの細胞内抗酸化物質の濃度を高める能力のおかげだろう。**抗酸化物質が増えると酸化ストレスが減り、脳を含めた全身のパフォーマンスが高まるのだ！**

何千年も前から使われている伝統的な薬草や植物性化合物にも、体の衰えを食い止める性質がある。その最たる例は日本の薬草であるアシタバだ。お茶や粉末が市販されていて、ゾンビ細胞を防ぐのに役立つ。これは昔から高血圧・花粉症・痛風・消化不良の治療に使われているが、最近の研究で、アシタバには体の衰えを遅らせるジメトキシカルコン（DMC）という物質が含まれることがわかった。DMCは毛虫やハエの寿命を20％延ばす[9]。人間にも同じ効き目があるのかについてはまだ研究途上だが、体が衰える7つの原因のうちの1つを解決するために試してみる価値があるだろう。僕はこれをよく飲んでいる。

つまり、**あなたが絶対に疲れない体の持ち主になりたければ、自分の細胞を必要なときに死なせ、生存すべきときには確実に生かす必要がある。**

原因その4：AGEs

細胞間のすきまには、細胞外マトリックスと呼ばれるタンパク質のネットワーク構造が存在し、組織をうまく働かせながらストレスや外傷、重力から守っている。

細胞外マトリックスは細胞をくっつけるだけでなく、組織に弾力性を与えている。これは、特に動脈などの組織にとって非常に重要だ。組織が弾力性を失って硬くなると、血液を循環系から送り出すために体に負担をかけることになる。では、なぜ細胞外マトリックスは放っておくと硬くなるのだろうか？

血中の糖が全身を循環すると永久にタンパク質と結合し、炎症性の終末糖化産物であるAGE^sを作り出す。**糖化とは糖がタンパク質と結びつくプロセスだ。糖化は体から活力を失わせ、体内に酸化ストレスを生み出す**[10]。

もっとわかりやすく、次のように考えてみよう。あなたが糖を含む何かを食べると、グルコース分子が全身をめぐり、結合するタンパク質を探す。タンパク質と結びついたグルコースはタンパク質を褐色に変色させる。これはフライパンで玉ネギを炒めたときに起きる化学反応とまったく同じで、糖と玉ネギがカラメル状になるのだ。あなたが高血糖になっているなら、少なくともその一因はあなたが体内をカラメル化する決断を下したということだ。

ちなみにAGE^sには何種類もある。コラーゲンが最も豊富に含まれるAGE^sはグルコスパンと呼ばれ、糖尿病や血管機能不全などの加齢に伴う病気の一因となる。幸いなことに、AGE^sを破壊して、細胞外マトリックスを硬化させないようにする研究が始まっている。2018年、『Diabetes』誌は、グルコスパンの架橋を壊すことのできる4つの酵素を科学者らが特定したと報告した[11]。彼らはまだ正確な作用機序（酵素が効果を及ぼす仕組み）を検討していて、AGEsを分解する過程でほかの有害な代謝産物が生じないかどうかを調べているが、あなたが2型糖尿病や心疾患の患者であるか、あるいはこの老化因子を避けたいと思っているなら、大いに希望のもてる研究分野だ。

グルコスパンを分解する酵素が安全で有効だと証明されたとしても、まずは細胞外マトリックスの硬化を防ぐほうがいい。そのためには血糖値を下げ、特に食後の血糖値急上昇を抑えるべきだ。

どんなタイプの慢性炎症も、架橋されたタンパク質の増加に関係している。高血糖が炎症を引き起こし、また高血糖が架橋の原因となることがわかったのだから、当然だろう。だから血糖値の管理に加えて、炎症を起こす食べ物を避けるべきだ。

原因その5：奇形タンパク質

年齢を重ねるにしたがって、細胞の内外に細胞外凝集体と呼ばれる老廃物が増加する。細胞外に蓄積する老廃物の中でも、主犯は通常アミロイドと呼ばれる機能不全で奇形のタンパク質だ。**アミロイドが蓄積しだすと、互いにくっつき合ってプラークを形成し、アミロイド斑となりそれが健康な細胞間相互作用を阻害して体の衰えと不調を引き起こす。**

アミロイドはキッチンの流しを詰まらせるべとべとの汚れのようなものだ。1本の髪の毛程度ならするっと排水管の中へ吸いこまれていくように、あなたが若いうちはその影響に気づかない。しかし、やがて排水管内に汚れがどんどんたまると、排水管が詰まり、水の流れは悪くなっていく。加齢に伴い、徐々にあなたを消耗させるのだ。

では、そもそもなぜタンパク質がくっつき合うのだろうか。アミロイドが、あらゆる組織の中でさまざまな理由で増えることが問題だが、その理由がすべてわかっているわけではない。マウスを使った最近の研究で、インスリンの値が低いと脳内のアミロイド形成につながることが明らかになった[12]。低炭水化物食を長期間にわたって続けるのをおすすめしない理由もそこにある。低炭水化物食にすることもあれば適度に炭水化物を摂ることもあり、その上で常に糖と質の悪い脂肪を避けるようにすれば、あなたはいくつになっても疲れないヤバいコンディションを手に入れることができる。**研究結果では低インスリンが高インスリンよりも悪いが、どちらもあなたのパフォーマンスを最大化させるわけではない。**

あなたが本格的な自己免疫疾患にかかっていなくても、食物過敏症による炎症や情緒的ストレスもアミロイドの蓄積につながることがある。何らかの原因で長期にわたって慢性炎症が続いている間にアミロイド斑が生じるようだ。だから、自分にとって敏感な食品は避けてリラックスする方法を学び、炎症レベルを下げることが賢い戦略となる。体質に合わない食品を食べていると、いずれは炎症が起き、さまざまな不調が引き起こされる。ストレス状態で過ごす時間が長くても、同じ結果になる。

うれしいことに、体が衰える速度を早めるこのタンパク質の形成を部分的に壊したり減らしたりできる簡単な方法がある。あなたにおすすめの方法は、次の章で紹介する食品の摂取を増やして、**体の再生プログラムであるオートファジーを促進することだ。それによってこのタンパク質が分解されるので、有害なプラークの形成が妨げられる。**

また、断食にも同じ効果がある。バック・インスティテュート・フォー・リサーチ・オン・エイジング（バック加齢研究所）教授のゴードン・リスゴウ博士は、ビタミンDがタンパク質の形状の崩れと凝着を防ぐことを発見した。

あるいは本書の後のほうでも詳しく述べるが、重金属はアミロイド蓄積の一因となるだけでなく、ミトコンドリア機能不全も引き起こす[13]。短期間、少量の鉛・水銀・ニッケル・ウラン・ヒ素・カドミウムなどにさらされただけで、ミトコンドリアのエネルギー産生が低下し、ミトコンドリアの死滅が増加する。[14]自分では気づいていなくても、たぶん今、すでに体内にある重金属があなたの体を衰えさせているだろう。第7章で体内に蓄積された重金属をデトックスする方法について話す。

原因その6：細胞内老廃物

さて、そんなわけで、細胞の外で老廃物が増える可能性があるが、幸い、体内のほぼすべての細胞にはリソソームと呼ばれる廃棄物処理システムが備わっている。**リソソームは、不要な物質ならどんなものでも焼却処分し、細胞を老廃物から守って最適に機能できる状態に保っている。**

しかし、リソソームが物質を分解・焼却できない場合、老廃物はそのままそこに居すわって細胞を詰まらせ、機能できなくしてしまう。これが細胞内凝集という現象だ。この現象があまりに多くの細胞に生じると、若々しい体を失わせる1番目の原因である細胞の脱落と組織萎縮を起こすことになる。

これを発生させる原因は2つある。1つ目はリソソーム自体が損傷を受けて適切に機能できない場合だ。リソソームによる老廃物の分解は60種類以上の酵素に依存していて、酵素をつくる遺伝子に突然変異が起きれば、リソソームの働きを妨げる可能性がある。またこの細胞内器官はROS（フリーラジカルとして知られる活性酸素種）が過剰にあると損傷を受けることがあり、ミトコンドリアが効率よく働かないとそれが起きる。

だが、**細胞が老廃物でいっぱいになるさらなる大きな原因は、リソソームが完全に機能しても焼却処理できない食品を僕たちが食べすぎることだ**。それは、AGEsである。糖分とタンパク質が体内で結びつくのは、玉ネギをカラメル状にするのと同じだと前述した。そう、それはカラメル化したタンパク質を食べても起きる。端的に言えば、下火で網焼きにする、上火であぶり焼きにする、あるいはタンパク質を砂糖と一緒に加熱するとできる黒焦げ肉のことだ。あなたが食べるAGEsは細胞内に堆積し、リソソームはそれを体内で焼却処理することができないのだ。

時間とともに、こうした物質が体内に蓄積して、ますます多くの細胞が機能を失い、これが血糖値[15]のコントロール能力に悪影響を与える。

油で揚げた肉・黒く焦げるまで焼いた肉には大量のAGEsが含まれていて、細胞の廃棄物処理システムに過重な負担をかけている。これが4つのキラーを発生させるリスクを劇的に高めてしまうのだ。2019年に『BMJ』誌に掲載された研究は、50〜79歳までの女性10万人以上の食習慣を数年にわたって調査した。この研究によって、生活スタイル、食事全般の質、教育レベルなどの潜在的な影響因子を排除すると、油で揚げた食べ物——

揚げることは肉を焦がすのと似た化学プロセスを作り出すため、**食べ物にAGEsが含まれる――を定期的に食べることは、すべての死亡リスク、特に心臓関連死のリスクの上昇と関係していることが明らかになった。**1日に1食分あるいはそれ以上の揚げ物を食べた人は、食べなかった人に比べて心疾患による死亡のリスクが8％高かった。特に1日に1食分以上のフライドチキンを食べた人は、揚げ物を食べなかった人に比べると、あらゆる原因による死亡のリスクが13％高く、また心臓関連死のリスクは12％高かった[16]。

僕は20代の頃、グリルを使った料理の達人だった。当時は直火で肉を焼くのが大好きだったが、今は自分のクリーンで効率的な細胞を保つ調理法を好んでいる。肉を食べたかったら、黒い焦げ目のないグラスフェッド（牧草飼育牛）のステーキを注文するようにしよう。

原因その7：テロメアの短縮

ここで靴ひもの両端にある、ほつれを防ぐプラスチックチップを思い浮かべてほしい。あなたのテロメアもこのチップとよく似た働きをしている。**テロメアとはいわば、DNAを保護するキャップであり、細胞の染色体の末端で、染色体が加齢に伴い擦り減ってほつれないようにしているのだ。**テロメラーゼという酵素がテロメアを維持する役目を果たしているが、細胞が複製するたびにテロメアは短くなるので、このキャップは時間が経つにつれてだんだんと縮んでいく。加齢とともにどんどん短くなって、やがて細胞を守れなくなってしまう。すると、細胞は増殖をやめるか、アポトーシスを迎える。

テロメアが縮む早さは体が衰えるスピードと大きく関係している。科学者は、実年齢ではなくテロメアの長さをあなたの寿命を測る指標と考えている。テロメアの長さが同年齢の平均より短い人は、テロメアの長い同年齢の人に比べて、深刻な病気と早死にのリスクが高い[17]。

これまで強調してきたように、テロメアを長いままで保つのが何よりも大切だ。テロメアを伸ばす方法を紹介した研究もあるが、それらの中にはエビデンスが不十分なものもある。ただ、テロメアを短くする要因と、縮まないようにする方法については、ある程度のことがわかっている。面白いことに、テロメアの短縮とストレスには直接的な関係があるようだ。ある研究によると、自覚ストレスが最高レベルの女性は、ストレスをあまり感じていないと言う女性よりも、テロメアの長さが10年分短くなっていた[18]。この結果は、精神的ストレスが環境ストレスと同じくらい生理学的な影響をもたらす証拠を示している。そして、精神的ストレスと生理学的ストレスは、どちらも体内の酸化ストレスの増加につながっているのだ。

もう1つの重要な方法は、運動だ。初期段階でのテロメアの摩耗を未然に防ぐことができる。ドイツの研究者は、日常の中で座っている時間が長い若者、活動的な若者、座っている時間が長い中年、活動的な中年の4つのグループを対象として、テロメアの長さを調べた。若者の2つのグループの間に大きな差はなかったが、中年の場合、テロメアの長さの違いは驚くほどだった。座りがちの中年の人々のテロメアは若者に比べて40%短かったが、活動的な中年の場合、若者に比べて10%短いだけだった。つまり、運動習慣のあるグループは自分たちのテロメア短縮を75%も改善したのだ[19]。運動すると自覚ストレスのレベルと炎症が大幅に下がるので[20]、こうした研究結果が出たのかもしれない。

テロメアの長さを維持する方法についての知識が深まるまでは、まずは過剰な環境ストレスを避け、精神的ストレスを減らすように工夫することから始めよう。それと同時に、質の高い睡眠を取って、不可避のストレスから回復するようにしよう。

あなたはおそらく、これらの簡単な対策（体によい食べ物・適切な環境・適度の運動・ストレス管理・良質の睡眠）が、4つのキラーを回避し、さらに体が衰える7つの原因の多くを逆転させる最高の方法であることに気づいただろう。**体の衰えをもたらすミトコンドリアへのダメージの大半は、あなたが口にする食べ物、環境、そして質のよい睡眠の不足**

によって引き起こされるのだ。

ポイント

- 油で揚げた肉、黒く焦げるまで焼いた肉を食べるのはやめよう。
- テロメアが縮む早さは体が衰えるスピードと相関関係がある。
- 精神的ストレスが環境ストレスと同じくらい生理学的な影響をもたらす。
- ストレスと上手に付き合おう。瞑想する・ヨガ・質の高い睡眠を取るなどに取り組み、消耗する仕事は他人に任せよう。
- ビタミンDのサプリメントを摂って、体が危険な奇形タンパク質をつくらないようにしよう。
- 体を衰えさせるミトコンドリアの損傷の大半は、あなたが口にする食べ物、環境、そして質のよい睡眠の不足によって引き起こされる。

第3章 食事で超人《スーパーヒューマン》に変身する

僕がかつて炎症のせいで体調が悪かった頃、どうにか改善しようと、自分なりに試行錯誤した。そこで得た経験から、自分自身でコントロールできることの中で、パフォーマンスや感覚・炎症・体が衰える速度に最も大きく関係しているのは食事だとわかった。数多くの実践を積み重ねて得た経験、医学論文や生化学やSVHIの専門家から得た知識を武器に、どの食品がミトコンドリアを活性化し、炎症を減らすのか、また逆効果となる食べ物が何であるかをはっきりさせようと思った。うれしいことに、効果がある食べ物は美味しかった。

数年後、世界の成功者約500人の調査をもとに、僕は『シリコンバレー式超ライフハック』（ダイヤモンド社）という本を書き上げた。彼らを動機づけたもの、また共通の資質は何であるかを明らかにする内容だ。調査の結果、ハイパフォーマンスな人は、人の能力を高めるには正しい食事を摂ることが最も重要であることを認識していた。もちろん、何が最適な食べ物であるかは人によって異なるが、栄養は最高の体調になるのに不可欠なのだ。

5 食卓をハックする

20代半ばの頃、僕はさまざまな種類の低炭水化物・高タンパク質ダイエットを実践して25キロ減量し、炎症を抑えて体力をつけ、性格にプラスの変化をもたらす実践法を見つけ出した。その方法を試すと、たちまち幸福な気分になって気持ちが落ち着き、友人も増えて元気になった。自分の食事法が劇的な変化をもたらしたことは明らかだった。さまざまな種類の炭水化物を試してみて、自分にとってはグルテンがいちばんの問題だとわかった。小腸がグルテンに超過敏になるセリアック病（グルテンに対する免疫反応をきっかけとして生じる自己免疫疾患）ではなかったものの、体のグルテン耐性が十分ではなく、炎症が慢性化して、いつの間にかネガティブな性格になってしまっていたのだ。

グルテンの悪影響については有名だが、セリアック病患者だけがグルテンを避けるべきだという間違った情報をよく耳にする。**残念ながら実際には、小麦――グルテンだけでなく小麦に含まれるタンパク質――を食べると、セリアック病ではない人でも若々しい体を維持しにくくなることを示す多くの研究がある。**小麦は炎症や胃腸障害の原因となり、消化管上皮細胞間の密着結合の浸透性をコントロールするタンパク質・ゾヌリンの過剰分泌を促すことで、自己免疫疾患などいろいろな問題を引き起こす。あなたが「小麦は大丈夫」と自分に言い聞かせても、問題は起こるのだ。

ゾヌリンが過剰になると先ほど述べた腸細胞間のギャップ（細隙）が開いて、細菌や消化しきれていない食物や細菌の毒素が血流に流れ込みやすくなる。それらの毒素はリポ多糖（LPS）と呼ばれ、全身に炎症を引き起こす。それはあなたの体を衰えさせ[1]、老化が進めば進むほどLPSの影響は蓄積され、あなたの体をさらに疲れやすくする[2]。

グルテンはまた、脳への血流を減少させ、甲状腺機能を阻害し[3]、ビタミンDの蓄積を激減させる[4]。前に話したように、ビタミンDが不足するとタンパク質の形が崩れて凝集し、体が衰える速度を早める危険なプラーク沈着を形成する。

ここでもしもあなたがグルテンについての最新情報を知っていたら、たぶん混乱していることだろう。巨大食品産業がグルテンを食べるように宣伝する一方で、第一線の医師からは「グルテンを食べてはいけない」というアドバイスが聞こえてくる。ひょっとするとあなたは、すでにグルテンを避けるべく小麦以外の穀物を摂るようにしているかもしれない。しかし残念ながら、小麦以外のほとんどの穀物も、僕たちの体を弱らせる植物性化合物を含んでいる。加えてあらゆる穀物には、表面で増殖するカビからの貯蔵毒と畑毒も含まれていて、さらに除草剤の主成分であるグリホサートが振りかけられているのが一般的だ。

2015年3月、世界保健機関（WHO）は、腫瘍の増殖とがんの増加を示す動物実験にもとづき、グリホサートを「人に対しておそらく発がん性がある」というグループに分類した。WHOの調査では、グリホサートはおそらくDNAに突然変異を起こし、酸化ストレスを増加させることも明らかになっている。酸化ストレスは炎症を引き起こし、体の衰えも早める。

857万トンものグリホサートを地球上にまき散らす前に、グリホサートがほかの体の不調の引き金になる可能性について、さらに研究を続ける必要がある。今のところ、体が衰える辛さを回避したければ、グリホサートを避けたほうがいいが、少なくともアメリカでは、それは穀物全般を避けるということを意味する。これはそれほど簡単なことではない。従来農法で育てられた穀物の大部分にグリホサートを有効成分とした除草剤が散布されているだけでなく、アメリカで従来行われてきた農法で育った農産物や穀物が従来型畜産の家畜の餌として与えられているからだ。

つまり、グリホサートが、大半の穀物・産業型肥育場産の肉・ノン・オーガニックの牛乳・ヨー

食べてはいけない食物

小麦	**老化が進む。 炎症や胃腸障害、自己免疫疾患などの発症。**
穀物 （小麦以外）	**グリホサートによって発がんの恐れがある。** 例 トウモロコシ、従来型畜産の肉、 ノン・オーガニックの牛乳、ヨーグルト、チーズなど
炭水化物	**動脈の内部を傷つけ、循環器疾患をもたらす。**
植物油	**体重が増えない。 知力、活力、すべての行動が鈍くなる。**

グルト・チーズなどの動物性食品など、大半の製品に潜んでいるのである。

2018年の報告書で、家庭用健康食品として宣伝されている有名ブランドの朝食用シリアルなどの食品に、無視できない量のグリホサートが含まれていることが示され、子をもつ親の多くが震え上がった。僕もノン・オーガニックの産業型養鶏による鶏ガラスープの広告を目にすると、同様にぞっとする。鶏ガラスープはコラーゲンの宝庫だが、従来型飼育の鶏の骨からつくられたものはグリホサートまみれだ。

食べ物をどこで手に入れるかが重要であり、グリホサートは氷山の一角にすぎない。何年も考えた末、僕は覚悟を決めて有機農場への移住を決意した。家族で農作物を自家栽培し、家畜を飼うことにしたのだ。もっとも、穀物を食べることをやめて、お店で購入した有機農法によるグラスフェッドの動物性食品に切り替えただけで、まだ移住もしないうちに僕は驚くほど体調がよくなったのだけれど。

僕は自分の体に起きたこうした変化に気をよくして、自分の血糖値をコントロールする方法をもっと学びたいと思った。これはシンプルに言えば、体の衰えを加速させる高血糖に打ち勝つ方法である。それまでに試していたさまざまな食事法をもとに、僕は低脂肪・低カロリーで炭水化物を多く含む朝食を食べていた。体は、糖を細胞に運んでエネルギーを発生させようとインスリンを分泌する。これが血糖値スパイクを引き起こし、次に急速に低下すると、エネルギーを得るために急いで何か食べろ、と脳が命令する。**糖への渇望は、飢え死にを防止するための生体の進化だが、年齢を重ねても若々しい体を保つのに有益でないことは確かだ。**ごく短時間の血糖値スパイクでも動脈の内部を傷つけ、循環器疾患をもたらす。

知らないうちに何か毒素を含む食べ物を口にし、肝臓が毒素を排出するために余分のエネルギーを使うというのもよく聞く話だ。肝臓が毒素を酸化するエネルギーを必死につくろうとすると、糖への渇望はさらに強まる。僕の生涯は僕の記憶の限りずっと以前から「もっと糖を摂りたい」という欲望に支配されてきた。そしてその欲望に負けて、いまいましい糖（または精製炭水化物）を摂ると、体調はさらに悪化した。血糖が増えればエネルギーが不足し、酸化ストレスが大きくなり、[5] そうした糖が組織のタンパク質と結びつくと、先ほど述べたＡＧＥｓを持続的に発生させる。どうすれば糖を摂るのをやめられるのか、あるいは、糖もタンパク質も摂りすぎると命取りになることについて、あなたは知らないのではないか。そこで、ヘルシーな食事として巷で信じられているダイエット法の落とし穴について触れておこう。

6 ビーガン・ダイエットの罠

Ｔ・コリン・キャンベルとトーマス・Ｍ・キャンベルの著書『チャイナ・スタディー 葬られた「第二のマクガバン報告」』（グスコー出版）という本がある。動物性食品の摂取と4つのキラーを含む多くの一般的な病気を関連づけた、初の一般書だ。同書をまっさらな目で読んでみると、死を回避するベストな方法は動物性食品をまったく摂らないことだという。死を回避することが体の衰えを食い止めるはじめのステップなので、調査は十分ではなかったものの、僕は動物性食品を食べないことにした。

そこでビーガン生食法（未加工の食品だけを摂る完全菜食主義の食事）に全面的に切り替えてみた。スプラウト（育苗）トレーと世界最高水準のミキサーを購入し、適切なカロリーを摂るために、毎日ボウル何杯ものサラダを食べ、ミキサーに満杯の緑色スムージーを飲み続けた。この食事法を始めてしばらくの間は、効果はてきめんだった。体重が減って84キロになり、あふれんばかりの活力を感じた一方、興奮しやすく感情が不安定になった。この食事を試しはじめた頃、体の痛みが増しているのは自分の体が「デトックス」しているからだと思い込んでいた。けれど友人には、「やつれたように見える」と言われ、そのうちに快調ではなくなってきた。歯が炎症を起こして欠けることもあり、しょっちゅう冷えを感じるようになった。栄養不良になっているのはほぼ間違いなかった。栄養について膨大な知識をもち、食事の準備に毎日2時間もかけていたにもかかわらず、だ。

その後、僕はいわゆる「ビーガンの罠」について学んだ。**動物性脂肪を含む食事から、大半が植物性オメガ6多価不飽和脂肪酸の食事に切り替えると、失敗の食事法にさらに拍車をかけることになる。**植物油は甲状腺ホルモンが受容体に結合することを妨げ、甲状腺の機能を低下させる。[6] 最初のうちは甲状腺ホルモンが一時的に増えてエネルギーの低下を

ビーガン・ダイエットの罠

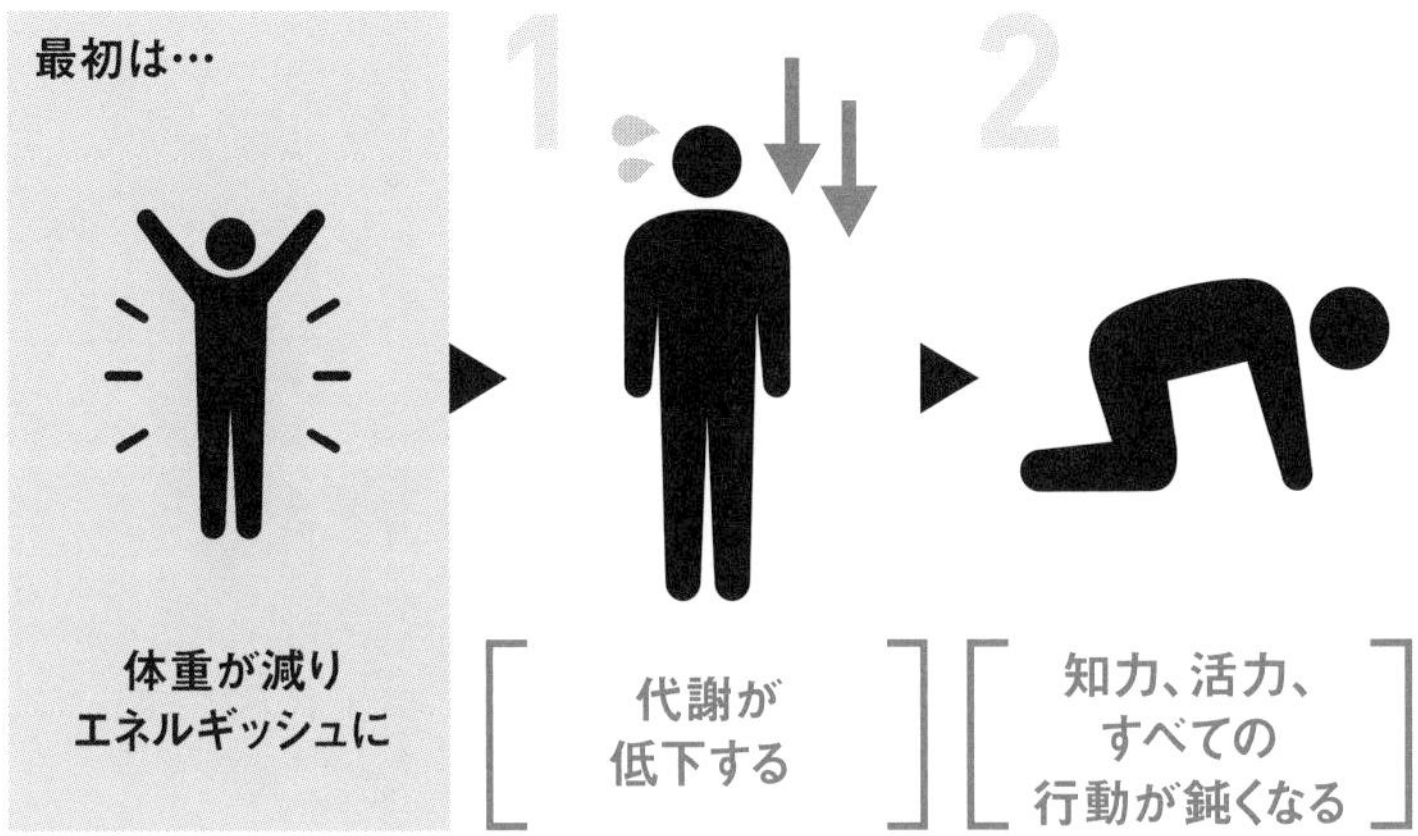
最初は…
1
2
体重が減り
エネルギッシュに
代謝が
低下する
知力、活力、
すべての
行動が鈍くなる

補い、気分がよくなる。だから最初のうちは、活力がみなぎり、体重が減ったのだ。しかし、体に間違った成分を与え続ければ、そのうちに健康が損なわれる。体細胞がエネルギーを効率よくつくるための成分を確保できないので、やがて代謝が低下する。そして代謝が下がると、体重が簡単に減らなくなるだけでなく、知力、活力、すべての行動が鈍くなってしまうのだ。

にもかかわらず、僕はビーガン食を始めてから約6週間、気分は最高で、食事があらゆる問題に対する解決策だと確信してしまっていた。エネルギーが湧いてくるのを感じたが、よもやそれが飢えた動物の「最後のひと踏ん張り」のエネルギーだとは思いもしなかった。ビーガン食でタフになったと信じこんでいたので、やがてその悪影響を感じはじめたときにも、すぐにやめようとは思わなかった。しかし、これこそがこの食事法の罠なのだ。

幸いにも、6カ月もすると自分の体に何が起きているかに気づき、さらに調べて、食生活に肉を復活させようと決心することができた。その頃までには焦げた肉を食べてAGEsを摂取する危険性を学んでいたので、僕はわずかな期間、生食の雑食者になった。時折寿司を食べ、細切りにしたステーキをリンゴ酢に漬けこんで有害な細菌を殺し、サラダに加えた。それに生の卵黄と生バターを加えて食べると、たちまち元気が出てきた。

ある時『チャイナ・スタディー 葬られた「第二のマクガバン報告」』を再読して、僕はその内容に重大な欠陥があることに気がついた。たとえば研究者は、あらゆる動物性タンパク質に発がん性があると結論づけているが、その根拠は、多量のカゼイン（乳タンパク質、それぞれ異なる作用を及ぼす何千もの動物性タンパク質の一種）を与えられたラットでは、カゼインを摂取しなかったラットに比べて肝臓がんの発症率が高かったということだけだ。その研究は、動物性食品の種類や動物の種類については説明しておらず、またその動物が何を食べるのか、あるいは肉がどう貯蔵され料理されたかについても検討していない。ところが実は、動物性食品が体の衰えを早めるか否かを決定づけるのはこれらの要素だ。あなたが食べる肉の量についても同じことが言える。**長生きしたければ、肉の食べすぎをやめ、低品質の肉の摂取はやめることが重要だ。**

摂取するタンパク質の種類も、摂取量と同じくらい重要だ。タンパク質が黒焦げかカリカリに揚げられていたら、そもそも、「食べてもいい量」などあり得ない。抗生物質を投与された工業的畜産の肉も同様だ。一方、タンパク質が弱火で軽く炒められたグラスフェッドの肉、天然の魚、あるいは植物（ヘンプがベスト）由来のものなら、1日当たりの許容摂取量を知るための公式がある。

細身の人なら体重1キロ当たり1・1グラム、そしてアスリート、高齢者（65歳以上では、タンパク質の過剰摂取によるリスクは減少する）、妊婦の場合は体重1キロ当たり1・3グラムだ。

もしもあなたが以前の僕のようにかなり太っていたら、タンパク質を必要としない無駄な脂肪を体に装着して持ち歩いているので、その分を考慮する必要がある。たとえば、僕の体重が136キロだったとき、45キロ無駄な脂肪を持ち運んでいたとしよう。体重（136）から脂肪分（45）を差し引くと91キロになるので、僕は100（1・1×91）グラムのタンパク質を食べることを目標とすべきだったことになる。「体重が比較的重いけ

タンパク質の許容摂取量

細身体型の人	体重1キロ当たり 1.1 グラム
肥満体型の人	体重1キロ当たり 0.8 グラム
アスリート、妊婦 高齢者（65歳以上）	体重1キロ当たり 1.3 グラム

れども、自分の体脂肪率がわからない」あるいは「計算が苦手」という人は、自分の体内に約30％の脂肪があると仮定しよう。そうすると、体重1キロ当たり0・8グラムを食べればよいことになる。

コラーゲンタンパク質は特殊なケースだ。それは体の衰えを促進するアミノ酸を最も含まず、結合組織へのありとあらゆるよい効果があるため、自分のタンパク質許容量にさらにもう20グラム以上のグラスフェッドコラーゲンを加えるか、またはその内数にしてもかまわない。ちなみに僕は、タンパク質摂取量の最大50％を完全無欠コラーゲンから摂る日もある。

タンパク質の減量に比例してエネルギー

が低下するわけではない。あなたが巷でよく知られている食事法から得た知識とは違い、タンパク質は実は人間にとって最終手段としての燃料源であり、脂肪や炭水化物よりも質が悪い。タンパク質がアミノ酸に分解されてエネルギーを生み出す過程で、脂肪や炭水化物に比べてはるかにたくさんの老廃物がつくられ、過剰なタンパク質は腸内で発酵してアンモニアや窒素を発生させる。これが腎臓と肝臓に負担をかける。タンパク質は組織を修復し筋肉量を維持する成分として必要最低限を摂るだけにし、脂肪・繊維・少量の炭水化物からエネルギーを得ることを心がけよう。

　そうすれば、細胞はクリーンな動物性脂肪とタンパク質を使って自らを再生することができる。そして腸内細菌は野菜繊維を脂肪酸に変換し、ミトコンドリアにとって理想の燃料源となる。過剰なタンパク質・抗生物質で汚染された肉・糖を追加すれば、腸内細菌は決して同じことは行わないだろう。

　タンパク質の摂取を控えると、重要な細胞再生プログラムであるオートファジーの活性化も促す。タンパク質の摂取量をときどき制限することによって、自分の細胞にタンパク質の再生方法をできる限り探すよう命令することができる。その過程で、細胞は内部に隠れた廃棄物を排出し、エネルギーの産生を低下させる。一時的なタンパク質欠乏は一種の有益なストレスだ。タンパク質制限に反応して、体がほかのエネルギー源を探すのだ。そ

断続的断食

1日のすべての食事を短時間（6～8時間）のうちに摂る

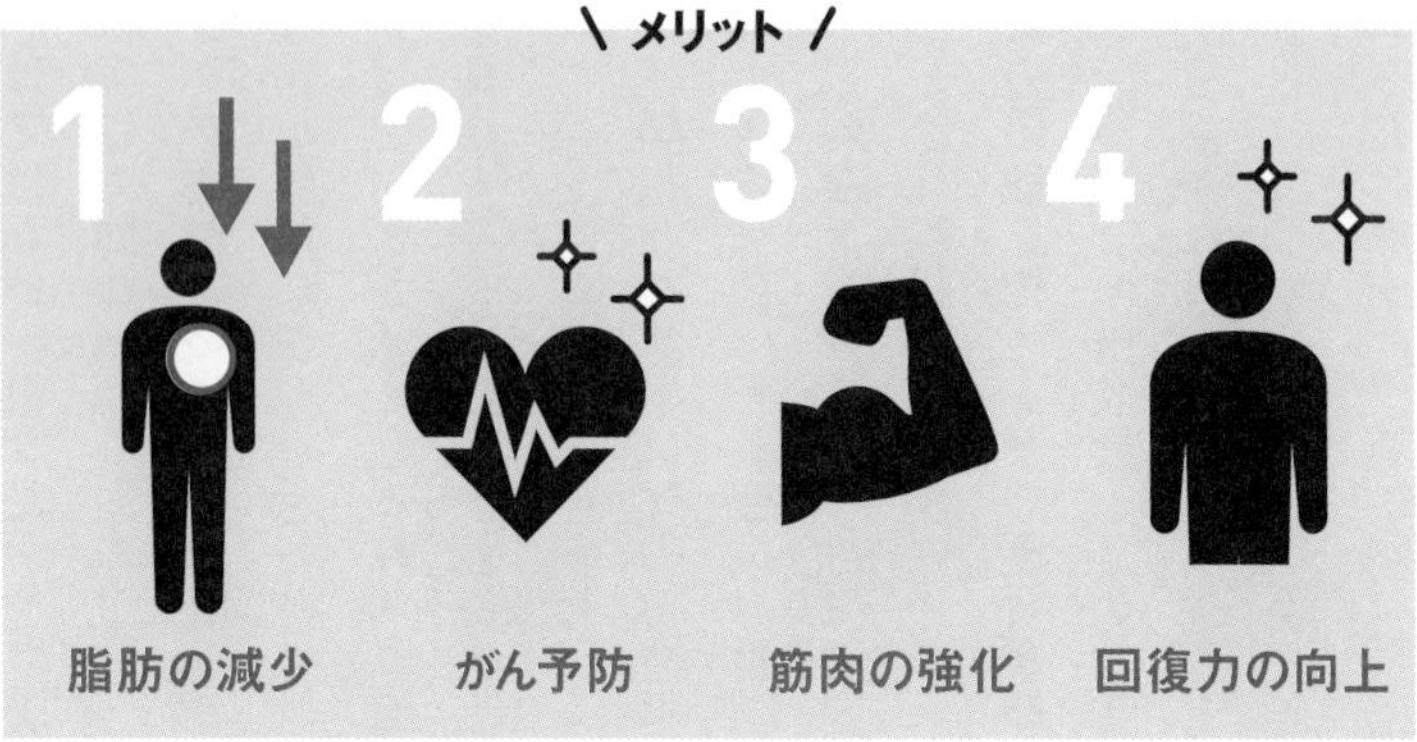

れは暖を取るためにごみを燃やすのと同じである。

同じことは、体にかける有益なストレスの一種として「断続的断食」を行うことでも起きる。これは、1日のすべての食事を短時間（6～8時間）のうちに摂る方法であり、脂肪を減らし、がんを防ぎ、筋肉を鍛え、体の回復力を高める驚くべき効果がある。正しく行えば、いちばん楽で効果的な疲れない体のつくり方の1つだ。

最近まで、なぜ断食にそれほどの効果があるのか十分解明されていなかった。だが2019年、沖縄科学技術大学院大学の科学者は、わずか58時間の断食を行うことで

44種類の代謝生成物の数値レベルが飛躍的に高くなることを発見した。そのうち30種はそれまで確認されていなかったものである。[7]数ある有益な作用の中でも、こうした代謝物は、体内の抗酸化物質のレベルを上昇させる。そして前述したように、抗酸化物質は老化を早めるフリーラジカルを撃退するのに大切なものだ。こうした効果はすべて、断食がオートファジーを目覚ましく高め、[8]細胞を若々しく健康に保つことを実証している。

また、**断食は58時間以下でも大きな効果がある。**断続的断食の一形態で1日おきに食事を摂る「隔日断食」には、慢性病の予防とともに、わずか8週間でトリグリセリド（中性脂肪）と低密度リポタンパク質（LDL）コレステロールの値の低下を促す効果がある。[9]断続的断食はまた、神経の柔軟性を高め、ニューロンを形成し新たな神経の誕生を促すことにより、脳を活性化させる。[10]

ちなみに僕が10年前に断続的断食を始めた頃、食事の時間が近づくと不機嫌になって寒気を感じることがよくあった。これは自分の体が炭水化物または脂肪を効率よく燃焼することを知らず、代謝が低かったからだ。現在は、代謝機能が若返って血糖値が安定したので、苦もなく24時間の断食を行うことができる。幸い、今では楽に断続的断食を行うための方法が解明されている。

7 脂肪はヒーローである

というわけで、人の体の衰えについて言えば、穀物には害があり、砂糖は悪さをするし、揚げ物はダメ、そしてタンパク質が多すぎるのも少なすぎるのもよくない。では、脂肪はどうだろうか。

結論からいうと、脂肪はたくさん食べてもかまわない。僕たちは、体温調節・脳機能・そして外からの衝撃を吸収するための脂肪を必要としている。脂肪は、細胞を有害な物質から守る細胞外膜の形成を促す。また脂肪から食物の消化に必要な胆汁酸が生成され、さらにビタミンA・E・D・Kは脂肪に溶けるので、人体にはそれらの栄養素を吸収するためによい脂肪が必要だ。

加えて、満腹感をもたらすレプチンなど重要なホルモンの中のいくつかは、飽和脂肪酸とコレステロールからつくられる。

脂肪と一口に言っても、いろいろな種類がある。中でも特に飽和脂肪酸は非常に重要なものなので、体は、デノボ（新規）合成と呼ばれるプロセスで、炭水化物を飽和脂肪酸の一種であるパルミチン酸に変換する。この能力が欠けると、人は死んでしまうというくらい、飽和脂肪酸は重要なのだ。体はその後、パルミチン酸を細胞膜に必要なほかの飽和脂肪酸と不飽和脂肪酸に変換する。それでは十分な量のオメガ6やオメガ3多価不飽和脂肪酸をつくることができないので、それらを食べ物や飲み物から摂取する必要があるのだ。ところが、脂肪とコレステロールを食べると太って心疾患になるというデマが、なぜか根強く残っている。実は動脈に蓄積するプラークをつくるのは、食事に含まれるコレステロールではなく悪玉腸内細菌である。コレステロールを含む脂肪は、ずっと言われ続けてきたような敵ではまったくない。

体によい脂肪を十分に摂取して炭水化物やタンパク質を食べすぎなければ、体は脂肪を燃料として効率的に燃焼するようになる。

あなたはただ、どの脂肪が何の目的に使われているかを知ればいい。口にする脂肪には、体の構成要素となるものもあれば、燃料として活用されるものもある。だから正しく摂取することが重要だ。しかし、栄養の「専門家」が、脂肪酸の中で避けるべきものを正確に指摘するのを聞いたことがあるだろうか？「植物由来」「動物性脂肪」「飽和」「多価不飽和」など、いろいろな用語を耳にするが、それぞれがどのような脂肪なのか、専門家以外にはよくわからない。フライドポテトに含まれる加熱された工業的多価不飽和脂肪酸の人体への影響は、アボカドオイルとは異なるのだろうか？　また、工業的畜産による家畜の脂肪は、卵黄や放牧牛の肉に含まれる脂肪とは違うのだろうか？

ここで答えを言おう。もちろん、違う。

オーストラリアの研究者たちは、さまざまな細胞が食事から摂った脂肪を種類ごとにどう使い分けているかを測定した。あなたは、自分の脳が最高に機能する燃料を手に入れ、体脂肪が不必要な炎症を起こして体の衰えの進行が早まらないようにさせることができる。適切な脂肪を摂れば、若々しい体を保って充実した年月を過ごせるのだ。

脂肪の中には、脂肪酸分子の長さとは無関係に損傷しやすいものもある。だから、脂肪を理解するにはその「頑丈さ」にも注目することだ。酸素はとても強力な化学反応を起こして酸化作用で脂肪を傷つける。酸化した（つまり損傷した）脂肪は、体内に炎症を発生させて有効な細胞膜の形成を減らすことにより、体の衰えを加速させる。体が酸化した脂肪を細胞膜に組みこまざるを得なくなると、それらの細胞は過剰なフリーラジカルを作り出し、あなたはヤバいコンディションならぬふつうのコンディションになってしまう。

あなたの細胞は、最も安定した脂肪である飽和脂肪酸を使って、脳と肝臓にある細胞膜の約45％、そして心臓や筋肉の細胞膜の約35％をつくっている[11]。飽和脂肪酸はあなたの脳を構成する脂肪であり、悪者扱いしてはいけない。エネルギーを作り出す細胞は、どんな種類の脂肪を食べても細胞膜の飽和脂肪酸のレベルをこの数値くらいに維持する。飽和脂肪酸の比率を有意に変える唯一の組織のタイプは脂肪組織、いわゆるおなかのぜい肉だ。あなたが飽和脂肪酸をたっぷり摂ると、脂肪組織は大きさを変えずにその構成を変えて、さらに多くの飽和脂肪酸を取り込み、不安定な脂肪を減らそうとする。これは素晴らしいことだ。安定した脂肪はフリーラジカルをそれほどつくらないからである。

バターなどの飽和脂肪酸を食べ続けた上で、2番目に安定した脂肪のグループ、多価不飽和脂肪酸を摂ることも重要だ。この脂肪はオリーブオイル、アボカドやナッツのような食物に含まれ、飽和脂肪酸よりも柔軟性に富む。面白いことに、脳細胞には体のどの細胞よりも多価不飽和脂肪酸が多く、あなたがどんな種類の脂肪を食べても、脳細胞内の多価不飽和脂肪酸のレベルは一定に維持される。ほかのほとんどの細胞は、多量の多価不飽和脂肪酸を摂取すると、脂肪の含有量を少しだけ調整する。しかし脂肪細胞は、蓄えられたほかの脂肪を放出して、それらを多価不飽和脂肪酸に置き換え、体脂肪の量を変化させない。つまり、あなたは自分の体脂肪の構成を変えて、安定した脂肪の比率を高められるということだ。

筋肉のようなエネルギーを産生する細胞の細胞膜に含まれる飽和脂肪酸と多価不飽和脂肪酸を把握したら、残っているのは、細胞膜の約35％に相当するオメガ6とオメガ3多価不飽和脂肪酸の組み合わせ、そして腸内細菌によってつくられる脂肪である、ある種の共役リノール酸（CLA）だ。

オメガ3脂肪酸には抗炎症作用があり、体の衰えを食い止めるのに役立つ。最高のオメガ3脂肪酸は冷水魚（サケやサバ）などの食品に含まれている。クルミやオリーブオイルからも摂取できるが、植物由来のオメガ3脂肪酸は魚由来の15％の効果しかない[12]。

残念ながら、西洋における一般的な食事ではオメガ3脂肪酸の含有量はオメガ6よりずっと少なく、オメガ6脂肪酸には強い炎症作用がある。洋風の食事で最も一般的なタンパク源である鶏肉にはオメガ6が大量に含まれている。またほとんどの精製植物油はオメガ6多価不飽和酸で、きわめて不安定で炎症を起こしやすい。キャノーラ・コーン・綿実・ピーナッツ・ベニバナ・大豆・ヒマワリなどの植物油を摂りすぎると、体調不良になりやすくなる。また酸化したオメガ6脂肪酸はあなたのDNAを傷つけ、脳の最適な代謝を支えることができない[13]。炎症を悪化させるものは、同時に脳の働きも低下させる。

そのような脂肪を使って料理をすると、脂肪がすぐに酸化されるため、体が衰えるスピードをさらに早める。酸化ストレスがどれほど体の衰えを後押しするものであるかは、前にも話したとおりだ。**酸化した脂肪を食べると、体の機能低下はさらに加速する。**その上、オメガ６の一種であるトランス脂肪酸は最も危険な代物だ。この脂肪はさまざまな健康問題に関係があり、太りすぎの原因となっているが、アメリカでは食品業界がこのことを認識してから排除に取りかかるまで、なんと40年もかかってしまった。あなたが人工のトランス脂肪酸を消化すると、体は細胞をつくるのにそれを使おうとするが、このトランス脂肪酸からできた細胞膜は正常に機能できない。健康な膜組織がないと、あなたは絶対に１８０歳はもちろん、75歳までも生きられるかどうか危うくなってしまうのだ。

人工的なトランス脂肪酸は、多価不飽和脂肪酸を揚げ物に使うときにもできる[14]。油を１回だけ揚げ物に使うようにすれば、幸いにして問題が起きる可能性は低い。しかし、レストランでは同じ油を何度も繰り返し使うことが多く、それが酸化油とともにトランス脂肪酸を作り出す。だから、あなたがどんなに痩せていてもフライドポテトを食べるのはやめよう。

オメガ６脂肪酸の中には体に必要なものもあるが、標準的な西洋料理にはそれらが大量に含まれているので、激しい運動をしても消費されるのはほんのわずかだ。オメガ６の摂取量はオメガ３の４倍以下にするのが理想だが、ほとんどの人は今や、オメガ３の平均20

摂るべき脂肪の構成

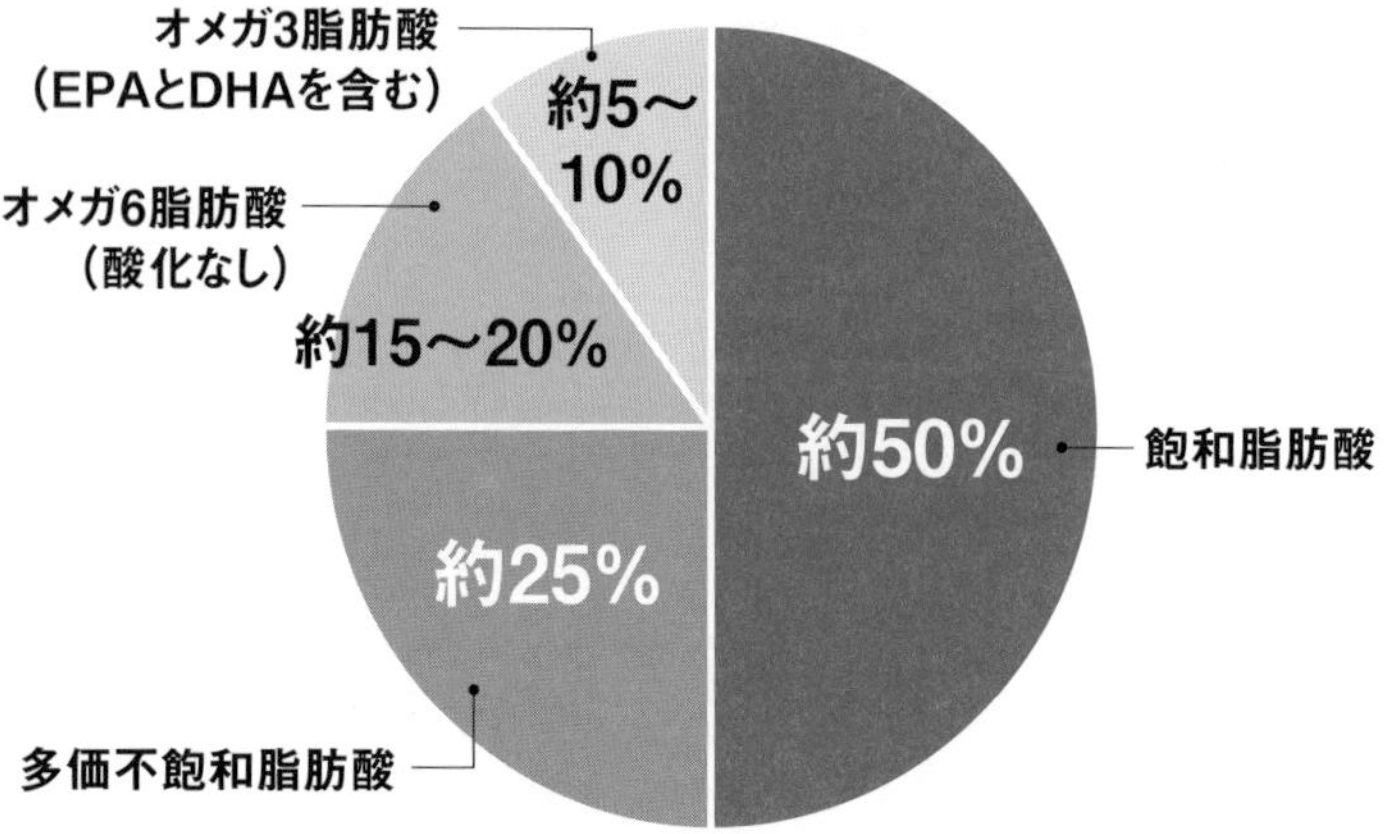

〜50倍ものオメガ6を摂っている。これは体の衰えを加速させる要因として、あまりに軽視されすぎている。**オメガ6脂肪酸を摂ると、あなたが蓄積した脂肪細胞が劇的に変化する。**体脂肪の量に関係なく、体脂肪の7〜55％は炎症性のオメガ6脂肪酸で構成されていて、その比率は、あなたが食べる脂肪の種類ごとの分量だけで決まる。つまり、摂取するオメガ3のオメガ6に対するバランスを変えれば、最高の体調を手に入れることができる。

もしもあなたが痩せていたら、体に蓄積したい脂肪の組み合わせになるように摂取するといい。つまり、あなたが高脂肪の完全無欠ダイエットあるいは低脂肪ダイエットのどちらを行っていても、約50%が飽和脂肪酸、25%が多価不飽和脂肪酸、15〜20%が損傷のない（酸化がない）オメガ6脂肪酸、そして5〜10%がEPAとDHAを含むオメガ3脂肪酸という構成にこだわるべきだ。**もしあなたが、かつての僕のように太りすぎで相当余計な体脂肪がついていたら、体内に不安定な脂肪が蓄積しすぎている可能性が高い。**その場合は脂肪の構成を変えるために、しばらく自分が欲しい脂肪をたっぷり食べよう。そして、慣れてきたらあなたの食べる脂肪のうち、50〜70%を飽和、25〜30%を多価不飽和、そして10%だけを損傷のないオメガ3とオメガ6脂肪酸にしよう。

脂肪の摂取を増やそうと試しはじめたとき、僕は不安だった。それまで「健康的な食事」として教えられてきたことと真逆だったからだ。最大の挑戦の1つは、牧草の餌で育てられた牛の乳からつくられたグラスフェッドバターをたくさん食べるようにしたこと。思い切ってバターを控えるのをやめると、不思議なことが起きはじめた。集中力が増し、体に力がみなぎってきたのだ。

どんな優秀なバイオハッカーにも負けず、僕は、やりすぎたと自分で感じるまでとことん試してみた。あるイヌイットの先住民は炭水化物をまったく食べないで長生きしていると聞き、ほとんど脂肪とタンパク質の食事を続けて、自分の健康とパフォーマンスにどう影響するのか調べようと決めたのだ。

8 「エネルギー脂肪」でギアを上げろ

あるとき、長年にわたる自分の疲れない体づくりの研究によって、ココナッツオイルに健康によい脂肪が含まれていることがわかっていたので、お茶にバターを入れる際に、ココナッツミルクとオイルを一緒に加えてみた。しかし、ココナッツの香りが強すぎるし、バターだけの時と比べて活力が高まることもなかった。そこで、お茶をやめて、コーヒーに替えた。コーヒーはお茶よりもココナッツオイルに向いていたが、本物の魔法が起きたのは、ココナッツオイルを、それから抽出される中鎖脂肪酸トリグリセリド（ＭＣＴ）という凝縮オイルに切り替えたときだった。ココナッツオイルに含まれる脂肪酸の50％以上は、さまざまなＭＣＴの亜型でできている。**ＭＣＴオイルには４つのタイプがあり、すべてに匂いはないが、効率的にケトン、つまりミトコンドリアが好む燃料源に変わる珍しいタイプもある。**これが僕の著書『シリコンバレー式 自分を変える最強の食事』（ダイヤモンド社）でも紹介したＭＣＴオイルを加えたスペシャルなコーヒー、「完全無欠コーヒー」の始まりだった。

唯一の問題は、MCTオイルは頭の働きをよくするものの、「急性下痢」を起こすことだった。この問題は、3回蒸留して、その後の特殊なろ過プロセスで何種類かのMCTを除去し、1種類だけ（8鎖MCT）を残すことで解決した。これがブレインオクタンオイルだ。このオイルは僕が販売し、自分も使用して子どもたちにも飲ませているが、よく効く。まさに革命的な食品だ。

ケトーシス（体が脂肪をエネルギーとして燃焼する状態）になるには、炭水化物を避けるか、または数日断食するしかないと思うかもしれないが、**食事にMCTあるいはブレインオクタンオイルを加えると、ケトーシスを作り出すことができる。**ブレインオクタンを摂取すれば、たとえ炭水化物があってもケトンに変化するのだ。僕がブレインオクタンを発売した後で発表された研究によれば、ブレインオクタンはケトンのレベルをココナッツオイルの4倍、ふつうのMCTオイルの2倍にまで高めることがわかっている。[15] 同研究は、「健康な成人では、C8（カプリル酸：ブレインオクタンの3回蒸留バージョンそのもの）に限って実質的に最高のケトン効果が8時間以上継続し」、そして「加齢による脳のブドウ糖取り込みの低下を補うケトン・サプリメントの開発に役立つ」可能性があると述べている。

通常のMCTオイルは油化学者にとって難題だ。MCTと呼ばれる脂肪酸には4種類、脂肪鎖の長さが異なるものがある。**４種類ともすべて飽和脂肪酸だが、ほかの飽和脂肪酸とは違って、ＭＣＴは体の細胞膜をつくるのには使用されない。まさにエネルギーとして燃焼されるために存在しているようだ。**したがって、ＭＣＴオイルを飽和脂肪酸ではなく「エネルギー脂肪」と呼ぶほうが、より正確だ。だからこそ、僕はＭＣＴオイルを飽和脂肪酸にはカウントしないし、ＭＣＴは飽和だから避けるようにとする論調も間違っている。しかし残念ながら、最も安価でふんだんにあるＭＣＴのC12（ラウリン酸：ココナッツオイルに約50％含まれる）は、そのような特別のエナジーパワーは持ち合わせていない。

最高の体調を手に入れるためには、Ｃ８かその弱めのタイプのＭＣＴ、あるいはさらに弱めのタイプのココナッツオイルを、コーヒー・サラダドレッシング・スムージーなどに加えるといい。僕の子どもたちは寿司に振りかけて食べるのが大好きだ！　先ほども述べたように。こうした「エネルギー脂肪」は体内には蓄積されず、エネルギーに変換されるため、あなたが口にするアンチエイジング食の推奨脂肪比率には含まなくてよく、無制限に摂れる特別な脂肪供給源だ。また、購入する際には、パーム油由来ではなく、ココナッツオイル由来のＭＣＴがおすすめだ。

朝のうちにエネルギー脂肪を使うことを発見したおかげで、僕は体が冷えたり空腹で怒りっぽくなったりすることなく断食を行うことができ、オートファジーの恩恵を受けやすくなった。バターとMCTオイルにはそこまでたくさんの量のタンパク質は含まれないので、満腹感を覚えつつケトンを燃焼させながら、細胞に一時的によいストレスを与えることができた。細胞は僕が飢えていると思い、急速にタンパク質の再生を始めた。このように飢えないでオートファジーを向上できることが、完全無欠コーヒーの最大のメリットの1つだ。

2004年に完全無欠コーヒーの最初の1杯を淹《い》れて以来、僕はそのコーヒーが効く理由を探し続けてきた。驚いたことに、その効果はメラニンに関係している。メラニンは皮膚の色素で、体のほかの部分にも存在している。最近の研究によれば、太陽の光か機械的振動にさらされると、メラニンは水分子を分解する能力を発揮し、酸素と電子を解放し、ミトコンドリアはそれを使ってエネルギーをつくることができる。[16] **人の体は、実は、植物でつくられる天然の化学物質であるポリフェノールを結合してメラニンをつくっている。**ポリフェノールには抗酸化物質が詰め込まれているので、体の衰えに対する強力な防御となる。メラニン生産を促す最善の方法は、緑黄色野菜やハーブをふんだんに食べ、お茶やコーヒーを飲み、適度の日光浴をし、運動を習慣にすることだ。

9 ケトンで爽快な目覚めを手にする

最近、サーカディアンリズム（概日リズム）、つまりあらゆる生命体の自然な24時間サイクルの著名な研究者であるサッチン・パンダ博士にインタビューし、完全無欠コーヒーについての新しい知識を学んだ。彼によると、**断食の終わり頃にケトンをつくりはじめるのは人に備わった自然のリズムによる。多くの人々にとって、それは朝食を摂る前の朝に当たる。**ちなみに、英語の朝食（breakfast）には、偶然にも断食（fast）を破る（break）という名前がついている。

ケトンは人の循環器と脳の健康に大きな影響を及ぼしている。サッチンの研究によれば、マウスが断食サイクルの終わり近くにケトンをつくると、ケトンは時計ニューロンという、脳内環境を監視してサーカディアンリズムの調節を支える脳細胞に移動する。ケトンが時計ニューロンに到達すると、ニューロンは、目を覚まして警戒せよという信号を受け取り、人を目覚めさせる。そうやって目を覚ますのは、目覚ましアラームに起こされるのより気持ちがいい。

進化の視点で見ると、これは完璧に理にかなっている。その昔、僕たちの祖先は一晩中

望ましい2つの体の状態

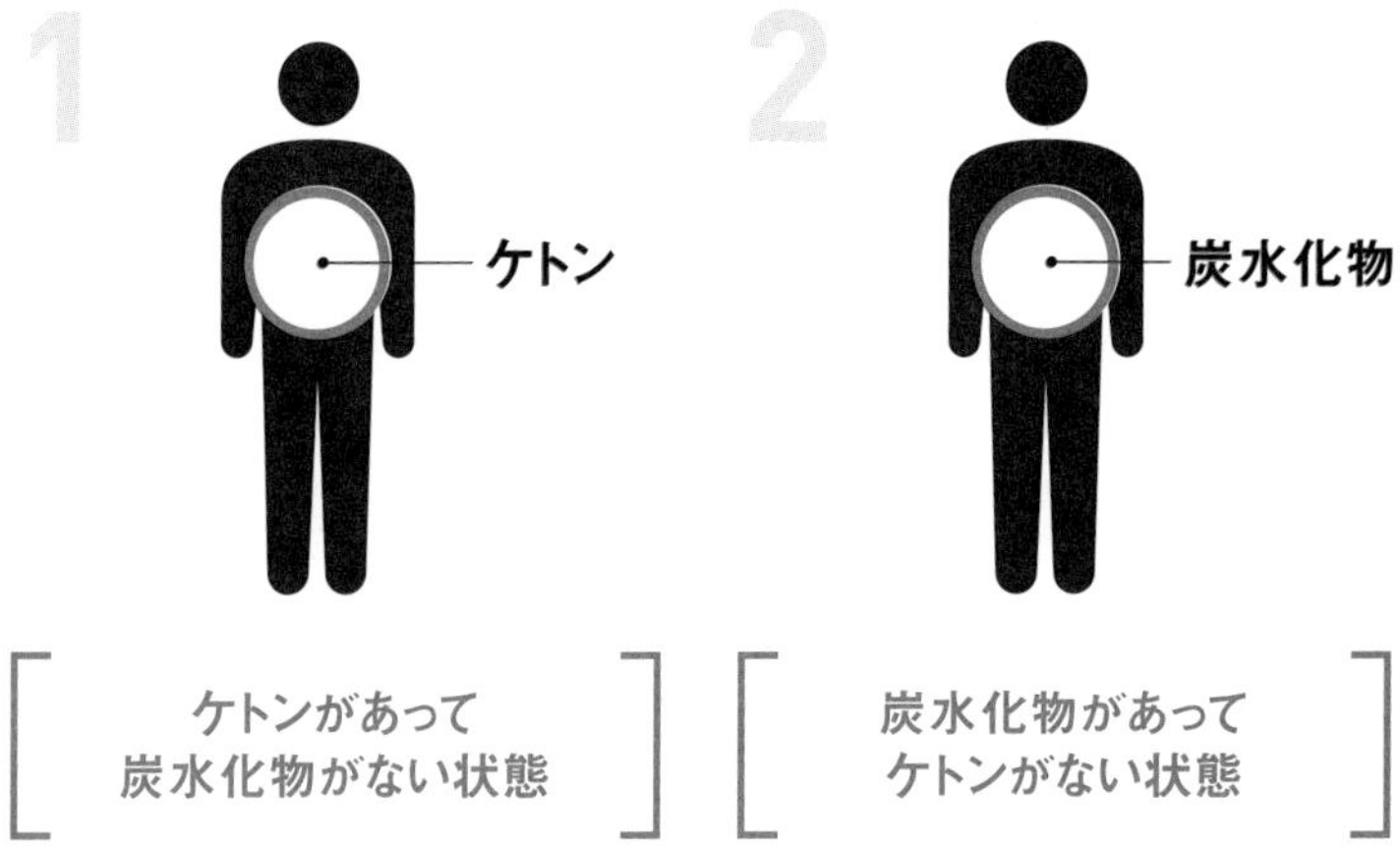

食を断ち、朝になると食べ物を探し回らなければならなかった。彼らの頭脳と筋肉はその空腹状態の中で、効率的に食べ物を見つけるために、しっかりと働かなければならず、その要求にケトンが応えた。**僕たちが、断食期間の終了間近の数時間にケトンを増やすようにプログラムされているのは、このためだ。**それらのケトンが僕たちの脳・筋肉・心臓にエネルギーをたっぷり与えて、狩りを可能にする。まさにサッチンが研究室のラットで観察したとおりで、朝になって餌を与えられる1~2時間前に、ラットは目を覚ましてあたりを見回し、探し回り、狩りの準備を整える。

　問題は、ほとんどの人が十分に長く食を断ってこの生物学的現象を最大限まで活用しようとしないことだ。サッチンによれば、昼間（または夜間）の断食を延長すれば、途方もない健康面の利益が得られる。サッチンは、人が食事する時間帯を10時間に限定するだけで、数週間以内に、睡眠の改善とともに炎症レベル、トリグリセリド値、さらにがんリスクの低下が見られると述べている。これはケトンの自然増によるものか、あるいは断続的断食がオートファジーを活性化するためだろうか。あるいはその両方の影響だろうか？

ただし、**ケトーシスは断続的にやるほうがよい結果が出ることを覚えておいてほしい。**ケトーシス状態が長期間続くと、体が燃料としてブドウ糖もしくはケトンを燃焼させる能力（代謝の柔軟性）を損なわせてしまう。この能力を保つことは疲れない体をつくるために非常に重要なのだ。体は次の2つの状態に対処できる状態にしておかなければならない。1つ目の状態はケトンがあって炭水化物がない状態。2つ目は炭水化物があってケトンがない状態だ。代謝の柔軟性を獲得するためにできる最善の方法は、ケトーシスのオンオフを毎週繰り返すことだ。具体的には、大半の日は炭水化物の摂取を我慢し、1週間に1日か2日、糖分の少ない炭水化物を食べるようにする。これは筋金入りのバイオハッカーならうまくいくが、たいていの人は炭水化物をもっとたくさん食べたがる。しかし、テクノロジーの威力を使えば、ケトンと炭水化物が同時に体内にあるようにすることができ、代謝の柔軟性も生み出すことができる。

たとえば、**白米やサツマイモのような適度に低糖質な炭水化物を食べると同時に多量のエネルギー脂肪を摂取することだ**。すると、あなたの体にはニューロンのために少量のケトンが存在し、また同時に脳の維持細胞のためにブドウ糖が存在することになる。多くの人にとって、これは、純粋な周期的ケトン食ダイエットよりも続けやすいものだ。

ケトーシス、断続的断食、そして健康的サーカディアンリズムの維持のような戦略が、長寿にきわめて重要な役割を果たすことに疑う余地はない。このことから僕たちは、ヤバいコンディションの追求に不可欠な次のステップへと導かれる。それは、非常に効率的で良質の睡眠を十分に取ることだ。

ポイント

- **従来型農法で育成された穀物・農産物・畜産物はすべて避けよう。穀物を完全に抜く代わりにたくさんの有機野菜・限られた量の有機フルーツ・牧草の餌で育てられた家畜の肉を食べると望ましい。**
- **揚げ物は絶対に食べないこと。**

●組織修復のために十分な量のタンパク質（放牧家畜の肉、卵、天然の魚、あるいは非アレルギー性植物由来のもの）と20グラム強のグラスフェッドコラーゲンを摂り、肉を揚げる・焦がす・黒焦げにする・あるいはバーベキューにするのはやめよう。

●摂取する脂肪の量が多くても少なくても、正しい割合で摂ること。細身の人は、約50％が飽和、25％が多価不飽和、15～20％が損傷のないオメガ6、そして5～10％がＥＰＡとＤＨＡを含むオメガ3の比率となるように摂取しよう。

●何日かは、自分のスケジュールに合わせて、1日の飲食ができる時間を8（6～8）時間に制限しよう。午後12：00～午後8：00、午前9：00～午後5：00、あるいは午前10：00～午後7：00がおすすめの時間帯だ。

●体内でケトンが毎週生成されるようにして、代謝作用の柔軟性を強化しよう。断食する、数日間炭水化物を避ける、あるいは直接ケトンに変化する「エネルギー脂肪」を食べ物（またはコーヒー）に加えて、周期的ケトン食ダイエットを実践しよう。

第4章 睡眠で神のコンディションに変わる

眠るのは気持ちいいが、僕は小さな頃、寝るよりも楽しいことがあると睡眠は時間の無駄だと思われ、毎日長時間をささげなければならないのが腹立たしかった。そのため僕はときには、十分に睡眠を取らないこともあった。ブレットプルーフ360設立当初の2年間でさえ、一晩に約4時間、せいぜい5時間の睡眠程度だった。眠る以外の時間は、父親として、あるいはブレットプルーフ社立ち上げのため、そして本業で生活するために使った。

今思えば、若い頃の体調不良の原因は睡眠不足によるものもあるのは間違いない。質のよい睡眠が取れていないと、疲れてパフォーマンスが落ちるばかりか、どんどん体が衰える。だが幸いなことに、**ヤバいコンディションになるための特別な睡眠法を学んで、質のよい睡眠を短時間に圧縮して取れば、そのメリットをすべて得ることができる**。この5年間、僕は一晩に6時間強の睡眠で次第に引き締まった健康体になり、最高のコンディションを手に入れた。僕は、この章で紹介するあらゆるテクニックを活用して、本格的な睡眠を取っているのだ。

おそらくあなたは、僕より長い睡眠時間を理想としているだろう。だが、睡眠が何時間であっても、本章の情報は、あなたの手助けになるだろう。あなたが何歳か、どのくらい忙しいか、あるいはどれだけお金があるかは関係ない。**睡眠はあらゆるスキルを磨き、質の高い年月を自分の人生に加える究極の手段だ。**今日からあなたも、睡眠の達人になろう。

10 最大のリスクは「眠れない」こと

質のよい睡眠の不足は、否応なく4つのキラーによる死のリスクを高める。その一方で、一晩でもぐっすり眠ると、あなたが新たな運動スキルを学ぶ能力は20％高くなり[1]、質のよい睡眠を規則正しく取ると、複雑な問題に対する思考力が50％向上する。[2] この脳の働きの改善は、加齢による認知機能低下の防止に役立つ可能性を秘めており、最高のコンディションを手に入れる近道とも言える。また、**質の高い睡眠は皮膚を健康にして若々しい体を保ち[3]、インスリンの分泌を最適に調節して[4]糖尿病発症のリスクを下げ、さらに健全な細胞分裂を促す。**[5] 睡眠は、体が衰える7つの原因のすべてを予防する重要な戦略だ。

前章では長生きとサーカディアンリズムに関するソーク研究所のサッチン・パンダ博士

の研究についてお話しした。本書を書くための調査として、僕は彼の研究室に行って食べ物と光と睡眠不足の組み合わせがラットに与える影響を観察した。研究室にいる博士課程の学生たちは僕に付き添って新しい研究を紹介し、深夜に餌を食べるとラットの眠りの質がかなり低下し、睡眠不足がラットの血糖値コントロール能力に最大50％まで影響することを教えてくれた。これは、大半の薬の影響を超える非常に大きな影響だ。

ラットや人のインスリンの生成を担っているのは膵臓だ。サッチンは膵臓のインスリン生成細胞を研究し、その細胞にもサーカディアンリズムがあることを突き止めた。夜になって、目覚めと眠りの調節を支えるホルモンであるメラトニンが放出されると、インスリン生成細胞も働きをやめる。だから、甘いものを夜遅く食べると、あなたのインスリン反応は通常時より低下する。その結果、深夜のケーキ1切れが血糖値スパイクとその後の急降下を招き、それがアドレナリン放出の引き金となって午前3時まで眠れなくなったりするわけだ。

もし睡眠時間が6時間以下だったら、空腹感や満腹感を支配するホルモンであるグレリンとレプチンが悪さをする。グレリンが増えて空腹を感じさせ、レプチンは減って満腹を感じにくくなる。睡眠不足が肥満とそれに伴う多くの健康問題を引き起こす一因はこれらのホルモンである[6]。

睡眠との関係で言うと、ミトコンドリアは、脳組織を通して脳脊髄液を送りこみ、神経細胞の老廃物と毒素を洗い流す脳内老廃物の排出経路、グリンパティック系の働きや睡眠全般に関わっている。[7]そしてミトコンドリアの強化はよい睡眠をもたらし、脳のアミロイド斑を防ぐことにもつながる。ここで、グリンパティック系の機能を活性化させる簡単な方法を教えよう。たとえばラットの研究から、横向きに寝ると、仰向けまたは腹ばいで寝るよりもグリンパティック系の老廃物排出が改善されることがわかった。[8]これが人にも当てはまるとする研究はまだないが、**横向きに寝る人は血圧と心拍数が低いことがわかっている。**[9]残念ながら、横向きに寝ると仰向けに寝る人よりも縦じわが増えるが、仰向けに寝ると、睡眠中に上気道がブロックされる睡眠時無呼吸が増える。仰向けに寝るとしわは増えないが死亡リスクが高まる。判断に迷うところだが、僕なら健康に生きることを選択し、しわの予防については本書のほかのアイデアで対処する。

睡眠時無呼吸は、4つのキラーのどれかで死亡するリスクを大きく高める。睡眠時無呼吸はミトコンドリア機能不全の結果であることが多く、死を招く可能性がある。[10]もしあなたが睡眠時にいびきをかくようなら、糖尿病、肥満、そして高血圧のリスクがそうでない人に比べて2倍近く高い。さらに、もしいびきをかいて、しかも意識がもうろうとした状態で目が覚めたり、寝つくのに苦労したりするようなら、リスクはそれぞれ70〜80%上昇する[11]。

前に説明したように、質のよくない睡眠は血糖調整不良の原因となる。機能不全ミトコンドリアが睡眠不良をもたらすのも事実であり、それが血糖調整の不調をもたらすことにもなる。質のよい睡眠を十分取らなければ体の衰えは加速し、死を早めるのだ。本書を通じて、質のよい睡眠をしっかり取る方法を身に付けてほしい。

11 睡眠がすべてを解決する

年を重ねても若々しい体を保つために質のよい睡眠がどれほど大切かを学んだことで、僕の睡眠に対する価値観は変わった。睡眠時間を削ったほうがよいと考えることはなくなり、工夫を凝らして、自分の人生のうち眠りに費やす8時間を毎晩無駄にすることなく、良質な睡眠の恩恵を最大限に受けることをめざすようになった。

そうしてある時見つけたのが、南カリフォルニア大学のケック医学校とアメリカがん学会による、30〜102歳の成人100万人以上を調査した睡眠に関する研究である。この研究は被験者の睡眠時間を死亡率に関連づけていた[12]。この研究結果が、僕の睡眠に対する考え方を大きく変えた。この研究によって、一晩に6時間30分の睡眠を取った人が最も長生きだったことが判明し、一方、一晩に8時間眠った人は共通して何らかの原因による死亡率が高かった。毎晩少なくとも8時間眠るように言っていた医師たちは、この結果に何と言うだろうか。

あなたはこれを聞いて、長生きするにはただ単に睡眠時間を減らせばよいという結論を引き出すかもしれないが、残念ながらそれは違う。ここでいえることは、**最も長生きした人たち＝最も健康な人たち**ということだ。後者の人々があまり長い睡眠を必要としなかったのは、体の不調や炎症・毎日のストレスから回復するのに、それほど長い時間がかからなかったからだ。**体の衰えが「何千もの損傷による死」だとすれば、眠ることはそれら多くの「損傷」から回復するための活動である。**つまり回復する必要のある損傷が少ないほど、睡眠時間は短くて済むのだ。

僕は自分の睡眠時間とそれに対応する活力のレベルを比べて、昼間に自分の体から元気を奪うようなことを無意識のうちにしていないか考えてみた。もしも6時間の睡眠後にベッドから飛び起き、すぐにやる気になったら、僕の生活習慣は間違っていないだろう。

しかし、8時間たっぷり眠っても疲れが抜けなかったら、おそらく何か問題があるはずだ。その証拠に、完全無欠ダイエットを始めてから、自分がそれほど長い睡眠時間を必要としなくなった。僕の体は健康的な食事を摂ることでダメージを受けにくくなったので、回復に時間がそこまでかからなくなったのだ。

睡眠の改善は2つのステップで行うことができる。体が損傷を受ける回数を減らし、回復時間をそれほど必要としないようにするのがステップ1。そして睡眠の質を改善することで、睡眠の効率を高めるのがステップ2だ。もしあなたが健康体だったら、睡眠をパフォーマンス向上の薬として戦略的に活用することもできる。もちろん一定時間の睡眠は必要だが、必要な睡眠時間は濃縮することができる。

12 「寝ている自分」を数値で把握

睡眠の改善に興味をもったあなたは、自分が何時に眠って何時に目が覚めたか、そしてこのデータが時間とともにどう変動するかについて正確に知りたいはずだ。ベッドに入ってもなかなか寝つけなかったか？　夜の間に何回か目を覚ましたか？　眠りが浅くなっていないか？　これらはすべて睡眠の質を決める重要な要素だ。むちゃな「19日間炭水化物ゼロ」を試したとき、不格好なヘッドバンド睡眠トラッカーは、僕が毎晩8〜12回目を覚ましていることを示していたが、その自覚はまったくなかった。しかし、目覚めたときの気分は最悪だった。

睡眠を追跡する際には、炎症の兆候でもあるいびきにも注意を向けるべきだ。僕自身について言うと喉の奥がよく炎症を起こし、部分的に気道をふさいだため、しょっちゅうひどいいびきをかいていた。今はもう基本的に夜眠っている間、いびきをかくことはないし、そのいびきも、前日食べて炎症を引き起こした食べ物のせいだとわかることが多い。喉に炎症を起こす食べ物は、体の衰えを早める炎症を全身に発生させるので、いびきの記録はものすごく貴重な情報源になる。

13　深い眠りには3種類ある

毎晩眠っているとき、あなたは2種類の睡眠を一定の周期で繰り返している。眼球が急速に動くレム睡眠（夢を見ているとき）とノンレム睡眠だ。**ノンレム睡眠には3つのステージがあり、それぞれ特徴がある。**まどろみ期（ステージ1：役に立たない浅い眠り）、軽睡

ノンレム睡眠は3段階

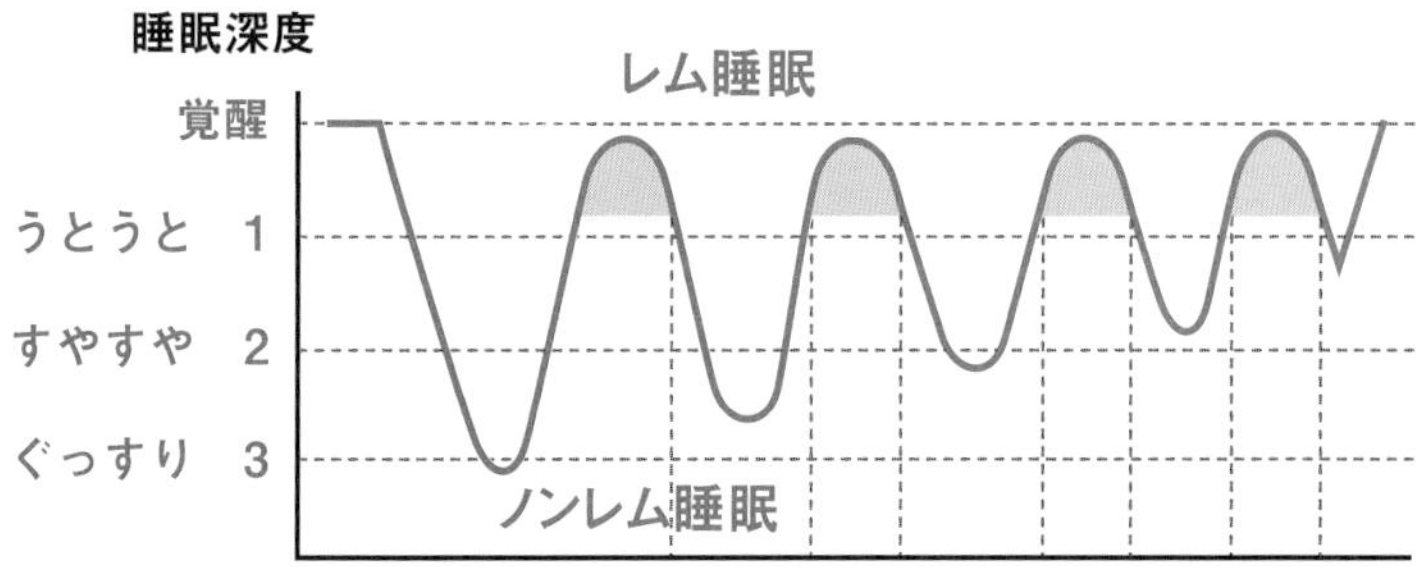

望ましいノンレム睡眠の時間：
10代⇒1.7〜2時間　18歳以上⇒1.5〜1.8時間

眠期（ステージ2：中間的睡眠でまだ浅い眠りと見なされる）、そして深睡眠期（ステージ3：深いデルタ睡眠）だ。**いつまでも疲れない最高のコンディションを保ち活躍するために、深いデルタ睡眠の時間をできるだけ長くすべきだ。**この深い睡眠では、呼吸と心拍数は低下し、脳波は遅く幅広くなる。

ポイントは、遅い波の睡眠を長くすることだ。深い眠りは、脳がその日学んだすべてのことを記憶として定着させる助けになる。[13] 深い睡眠が記憶の定着を促すと、脳は短期記憶を長期記憶に変える。[14] 深く眠ると、若者は学校や職場で成績を上げ、高齢者は加齢とともに増える物忘れを予防できる。深い睡眠はまた、ストレスホルモンであるコルチゾールの値を下げ、また成長ホルモンやプロラクチンのようなホルモンを放出するトリガーとなり、後者の2つはともに免疫系を支える[15]。

絶対に疲れない最高の体調を維持したければ、深い睡眠を増やさなければならない。しかし残念ながら、10代の頃と20代半ばの間に深い睡眠の時間は大幅に減少し、あなたの体は失った深い睡眠を中間的睡眠に置き換える。**何か対策を講じなければ、加齢とともに深い睡眠は減少し続ける。**研究者が600件の睡眠研究を調査して、総睡眠時間と深い睡眠の割合が年齢とともに低下していると報告したのは、僕がこの本をアメリカで出す19年前のことだった。30歳を過ぎて10年生きるたびに、平均的な人間の総睡眠時間は12・2分減少する。さらに悪いことに、役立たずの浅い眠りが50%以上増加する。少なくとも180歳まで長生きしたかったら、それは最悪の状況であり、貴重な1日の3~4時間を無駄な睡眠に使っているのは不愉快極まりない。ノンレム睡眠の長さは、60歳になるまでは主に健康状態によって変わるが、60歳を超えると、何もしない限りノンレム睡眠は減りはじめる[16]。

深い睡眠については、10代では1・7~2時間必要で、18歳以上では1・5~1・8時間必要だが[17]、必要な時間、しっかりと眠れている人はそれほど多くはない。実際、10代

スリープスコア

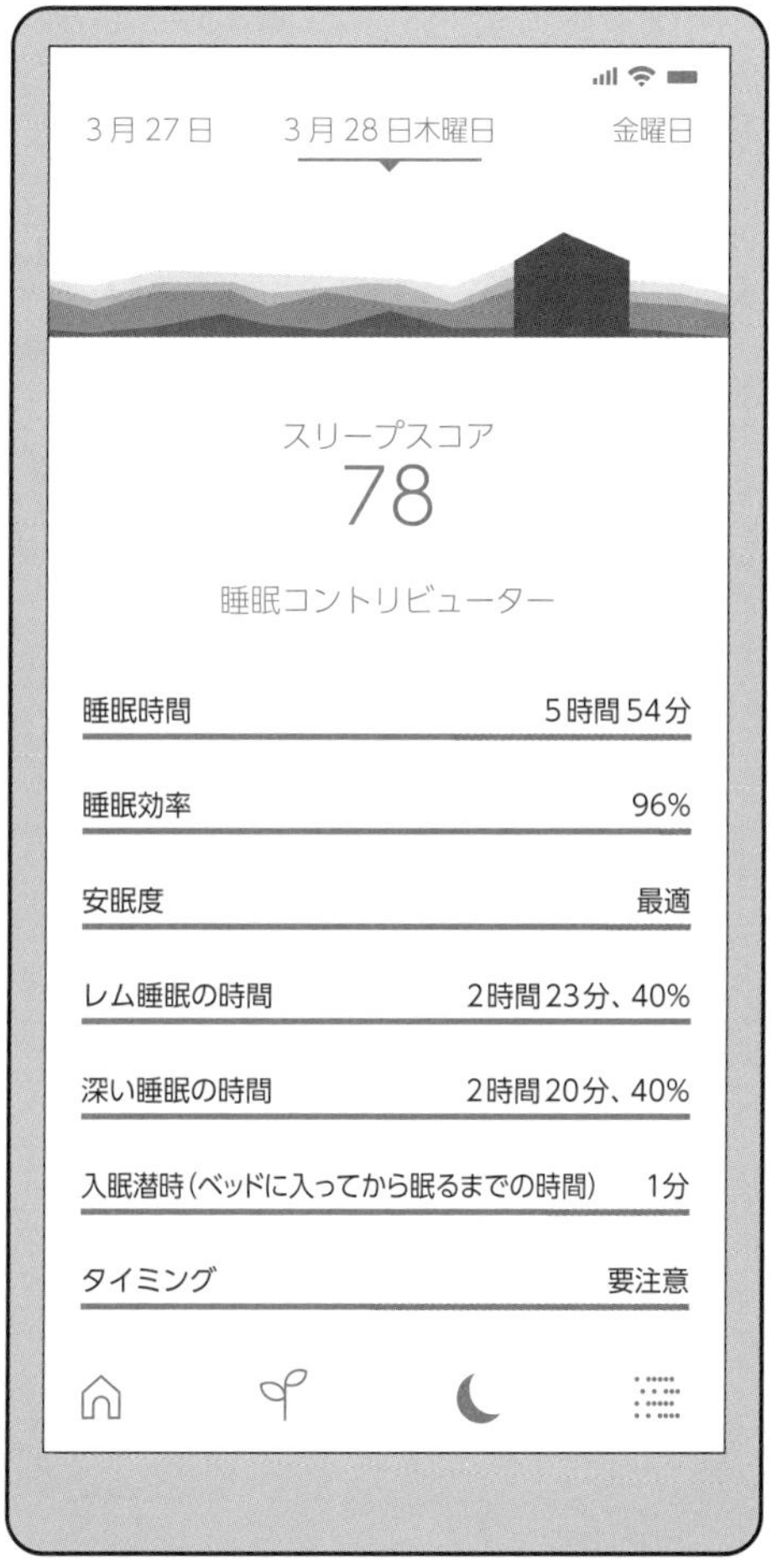
3月27日
3月28日木曜日
金曜日
スリープスコア
78
睡眠コントリビューター
睡眠時間
5時間54分
睡眠効率
96%
安眠度
最適
レム睡眠の時間
2時間23分、40%
深い睡眠の時間
2時間20分、40%
入眠潜時(ベッドに入ってから眠るまでの時間)
1分
タイミング
要注意

の学生は本来は少なくとも午前8時まで眠って深い睡眠を十分取らなければならないのだが、学校に行くためには信じられないほど早く起きなければならない。深い睡眠は健康のきわめて重要な指標だ。たとえば短距離走のタイム・酸素消費量（VO2）の最大値・ベンチプレスで上げられる重さ・腹筋のつき方より大事だ。40代後半にさしかかった今、僕は10代の若者のように眠っている。本書をお読みのあなたも、この章の後半で述べる睡眠ハックのアイデアを使えば、6〜7時間の間に、2時間以上の深い睡眠と2〜3時間のレム睡眠を実現することができる。

前ページの図は、オーラリング睡眠トラッカー（睡眠の質を測定するツール）が測定した僕の睡眠の内訳だ。僕の睡眠時間は6時間未満だが、深い睡眠とレム睡眠の時間は、10代の若者が8〜10時間の睡眠中に取る時間より長いことがわかる。このレベルにするために、ソニックスリープコーチのアプリ、トゥルーダークの睡眠メガネ、それに睡眠によい各種サプリメントも使っている。

レム睡眠か深いデルタ睡眠の時間を長くすればするほど、睡眠の健康増進効果が大きくなる。つまり、睡眠時間を減らしても、頭がスッキリして目覚められるということだ。まさにヤバいコンディションである。

14 心拍数が眠りの質を決める

自律神経は、睡眠、代謝、呼吸などの体機能を調節している。それは交感神経系と副交感神経系の2つに分かれていて、前者はストレス反応を担っているため、ストレスの原因に直面すると、強い闘争・逃避反応を引き起こす。一方、副交感神経は、性機能や消化のような休息と回復に関係する活動を担っている。

交感神経が優位になると、心拍の鼓動が速いときも、ものすごく規則正しくなる。これは動物がストレスを受けたときに示す反応だ。一方、副交感神経系が優位になると、心拍間隔の変動が大きくなる。言葉を換えれば、1分間当たりの鼓動数は同じであっても、リラックスしていると、鼓動はそれほど規則的にならない。そのほうがストレスから素早く回復できることになり、心拍数は急速に増加した後、減少する。心拍変動（HRV）とはこの心拍間隔変動のしやすさを表す尺度だ。

また、HRVと睡眠は直接的に関係している。**適切な質のよい睡眠を取らないと、体は**

ストレスを受けて交感神経が活発になり、ＨＲＶは減少する。ペンシルバニア大学のある研究によれば、睡眠をわずか5日間制限しただけで、被験者のＨＲＶは低下した。[18]逆に、昼間に意識的にＨＲＶを増やすと睡眠効率は改善された。[19]

残念ながら、ＨＲＶは、体の衰えなどいろいろな要因によって低下する。体調不良・過剰なトレーニング・仕事や家庭での慢性的ストレス・炎症・感染症、これらはすべてＨＲＶの低下につながる。しかしうれしいことに、**瞑想する・呼吸運動を行う・熱い風呂に入る・よく眠る・健康によい食事を摂る・毒素（アルコールを含む）の摂取を減らす・自分に適したサプリメントを摂るなどの習慣づけによって、ＨＲＶは増やすことも可能だ。**

自分のＨＲＶを通じてストレスがどれくらいかかっているかを測定して、数値で確認することができる。前述したように、あらゆるストレスが体の衰えを加速させる。だから、体がストレスを受けていると感じたら、自分の体にさらに負担をかけるのはやめて、意識的に回復に努めるべきだ。これだけでも、あなたの体の衰えを劇的に改善することができる。

15 眠りを劇的に改善するアプリ

今、健康測定機器の分野は、１９７０年代初期のクリップ式歩数計や家庭用ヘルスメーター、さらに僕が仕事で扱った旧式のベイシス（Basis）社製トラッカーから驚くほど進化している。新しい睡眠トラッキング装置はおしゃれで精度が高く、しかもＨＲＶから特定の睡眠状態、さらには脳波に至るまで、あらゆることを測定できる。中には穏やかな目覚めを促すものもあり、それを使えば、無理矢理たたき起こされて嫌な気分で１日を始める心配がなくなる。

残念ながら、睡眠トラッカーと称するリストバンド式装置の大部分は、睡眠ではなく動作を追跡するように設計されていたため、特に重要な睡眠のデータを収集していない。動作データにはあまり価値がないことがわかると、業界は睡眠の測定機能を追加しようとした。動作偏重は彼らの責任ではなく、１９７０年代からそうだったのだ。あなたも「１日１万歩」という基準を聞いたことがあると思うが、実はそこに科学的な裏付けはない。１９６５年に日本のスポーツ器具メーカーが、１日１万歩を歩かせるためのクリップ型歩数計を考案し、歩くべき歩数を提示しただけだったのだ。

結局、睡眠を追跡するのにいちばんいいのは、スマホのシンプルで安価なアプリか、目立たないハイテクリングのどちらかだ。今はさまざまなデータを測定する多様な機器があり、それぞれの利用価値は異なる。あなたがすでにもっているトラッカーでも、ある程度は睡眠の改善につながるデータを得ることができるだろう。しかし大半の機器は、実際にどれだけ深く眠っているかを測定する確実な機能をもたず、先ほど述べた貴重なＨＲＶデータを測定するものはもっと少ない。

重要なことは、自分がどれだけよく眠っているかという感覚をつかんで、睡眠の質に影響する要因に目を向けることだ。自分の疲労回復銀行にどれだけの蓄えがあるかわかれば、翌日のエネルギーの使い方について賢明な選択ができる。

16 長く寝るだけでは不十分

睡眠を追跡することは、実は問題解決の半分にすぎない。世界一正確で最高のデータを手に入れても、活用しなければ何の価値もない。行動することは、データの把握と同じくらい重要だ。ここから紹介するさまざまなハックから自分にとって最適な方法のものを選んで、大きな効果を手に入れよう。

17 ブルーライトはシャットアウト

寝る直前にコーヒーを飲むこと以外に、夜のまぶしい青色や白色の光ほど、人から活力を奪っていくものはない。そして、いくつかの理由であなたの体を確実に衰えさせる。

ブルーライトは僕たちの身の回りの至るところにある。日常的に太陽から受けているほか、省エネ電球やテレビ・PC・タブレット・スマートフォンの画面に使われるLEDから、大量のアンバランスな照射を受ける。青色の光は波長が短いので、赤色の光のような波長の長い光よりもエネルギーが強い。これらは多少悪影響があったとしても、大した問題ではないと見過ごされがちだ。

念のため付け加えておくが、すべてのブルーライトが悪いわけではない。昼間にブルーライトを浴びると、目が覚め、気分も明るくなる。白色または青色の光を出すゴーグルやパネルは、時差ボケ・月経前症候群といった多くの症状の治療に用いられている[20]。問題なのは、LEDやコンパクト蛍光電球のような人工の光は、太陽光にはある赤外線・紫・赤色の光をほとんど含まないことだ。その代わりとして、人の目、脳、体が対応できないレベルにまで、ブルーライトの強度を高めている。**ブルーライトは体によくないジャンクフードによく似ているので、僕は「ジャンクライト」と呼んでいる。**

あなたは昼間も夜もスマホを使い、PCを使って仕事をし、テレビを見るなど、1日中ジャンクライトにさらされている。そうした習慣が良質な眠りを妨げるのだ[21]。ブルーライトは、眠る時間だと脳に告げるホルモン・メラトニンの働きを抑えて、サーカディアンリズムを狂わせてしまう。このために僕たちの体は、毎日24時間を昼間と勘違いするのだ。

ふつうは、脳内の豆粒大の腺である松果体が、寝る数時間前にメラトニンの放出を始める。しかし、網膜にある内因性光感受性網膜神経節細胞と呼ばれる一種の光センサーをブルーライトが刺激して、このプロセスに干渉する恐れがある。このセンサーが光の情報を体内時計に送って、眠る時間と目覚める時間が来たことを、メラトニン以上に体に指示してしまうのだ[22]。

夜間に光センサーがブルーライトに刺激されると、僕たちはなかなか眠ることができない。２０１４年の研究によって、寝る前に発光デバイスで読書をした人は、印刷物を読んだ人に比べて寝入るのに時間がかかり、睡眠も浅く、警戒心が強いことが明らかになった[23]。

また、**夜間のブルーライトの浴びすぎは急激な体の衰えとも相関関係がある。**目の中のミトコンドリアはブルーライトを処理するために、普段よりずっと多くのエネルギーを生み出さなければならない。目の中のミトコンドリアに負担がかかると、体の残りのミトコンドリアもストレスを受ける。これが代謝異常と炎症を全身に引き起こし、４つのキラーのリスクを高める。

ある研究では、夕食時にブルーライトを浴びた成人は、薄暗い光で食事をした成人に比べて血糖値が高めで、代謝が遅く、なおかつインスリン抵抗性が強いことが判明した[24]。今すぐ僕の家のダイニングルームのように、ロウソクか減光スイッチを用意しよう。糖尿病になるよりはるかに安上がりだ。

そのほかにも**夜間に屋外で高レベルのブルーライトを浴びた人は、そうでなかった人に比べて乳がんや前立腺がんを発症するリスクも高い**[25]。別の研究では、体内時計の乱れががんのリスクを高めることがわかっている[26]。ブルーライトに当たると、肥満と代謝異常の引き金にもなる。

ブルーライトはまた、黄斑変性症（失明につながる可能性もある網膜の損傷）も引き起こす[27]。アメリカでは60歳以上の1100万人以上の人々が何らかの形の黄斑変性症にかかっている。僕の父もその1人なので、他人事とは思えない問題だ[28]。あなたが180歳以上まで生きることを望むなら、年を取っても目が見えていたいと思うだろう。今後何十年かの間に全世界で1億人以上に増えると予想される黄斑変性症患者のうちの1人になりたくなければ、ブルーライトはカットしたほうがいい。

黄斑変性症はミトコンドリアの異常とおそらくは血液凝固障害によることがわかっている。目の働きを維持するには、本書で紹介するミトコンドリアのハックをすべて行い、血液を本来のサラサラ状態にしておくことだ。また、魚油（オキアミ油や魚卵油が特におすすめ）、ターメリック（ウコン）は目によく効く抗炎症性のサプリメントだ。

なお、最近僕は黄斑変性症を扱う第一人者に精密な目の検査をしてもらい、素晴らしいコメントを聞いた。「デイヴ。あなたは40代後半の年齢ですが、その年齢の目にありがちな柔軟性の低下は見られませんね。視力は両眼とも超良好で、検査ではいちばん小さい字まで読めています。たぶん、ブルーライトカットのメガネと食事、それにサプリメントのおかげですね」

視力を保ち、死のリスクを避けるためにブルーライトをカットする必要がある。その方法は次のようなものだ。

● 寝室にある不要な電気機器はプラグを抜くかカバーをかけよう。室内を見て回り、LEDのプラグを抜くかテープを貼って就寝スペースを真っ暗にしよう。僕はホテルに泊まるときは、テレビ・エアコン・目覚まし時計など、至るところについている青色LEDにテープを貼れるよう、シールあるいは絶縁テープを持参する。

● 遮光カーテンにお金をかけよう。もし睡眠のハックを1つだけ試すなら、これを選んでほしい。暗い部屋にいれば質のよい睡眠がとれるので、悩みは一気に解決する。

ただ、遮光カーテンを使っていても、カーテンの周囲から入りこむ光には気をつけよう。面ファスナーをカーテンの両側につけて密着させ、上部に前飾りをつけるか、単純にアルミホイルで窓を覆う。見た目はあまりおしゃれではないけれど、効果的な対策だ。あなたがもし窓用ブラインド会社に勤めているなら、「ブラインドから少しでも光が入ってきたら、この仕事は失敗だ」と自覚すべきだ。

●夜は琥珀色か赤色の電球に取り換えるか、少なくとも今ある照明に減光スイッチをつけて使おう。僕はベッドの脇に置いているランプは赤色のLED電球にしている。

●まぶしい白色のLEDやコンパクト蛍光灯は捨てよう。これらは安上がりではあるが、白熱灯やハロゲンライトに比べて最大5倍のブルーライトを含んでいる。こうした明かりをやめることで、目にかかるストレスが減り、代謝を上げ、黄斑変性症の危険性が低下する。

●睡眠を守るためにメガネを使おう。僕は2008年に、見た目の悪いブルーライトカットメガネをかけはじめた。初めてそれをかけて技術カンファレンスのステージに立ったとき、自分の印象が最悪になったのではと心配したが、頭は非常に冴えていたので、試してみてよかったと思っている。ブルーライトについて現在わかっていることによると、ブルーライトがまったくないと、体が昼間だと認識できないので、ブルーライトカットメガネを午前中と真昼にかけるのはよくないようだ。僕がTrueDarkを起業したのはこのためで、ブルーライトを一部だけカットする昼用メガネをつくっている。最高の結果を得るには、琥珀色のメガネをかけよう。

● iPhone、iPad、iPod touchをブルーライトを抑える「夜間モード」の設定に切り替えて、1日中そのままにしよう。いちばんよいのは寝る前にこれらの電源をすべて切ることだが、スマホ・タブレットが多くの人にとって生活必需品になっている現代、それは現実的な方法ではない。アップル社の製品には、スクリーンを暖かいトーンに調節するというあまり知られていないやり方がある。これは夜間モードと呼ばれるもので、設定に1分もかからない。どの画面でも下部から上にスワイプして明るさアイコンをしっかり押す。それから夜間モードアイコンをタップしてオンかオフにしよう。それができたら、設定→画面表示と明るさ→夜間モードへと進む。そこで夜間モードをいつ開始して終了するか（たとえば日没から夜明けまで）という時間指定ができる。ここで画面の色も暖かめの色に調整しよう。

● 照明フィルターアプリをインストールしよう。どんなPCやアンドロイド携帯でも、f.luxかIrisのようなアプリを使うことが可能で、ディスプレイの色温度を調整することができる。

●寝る2時間前にすべてのテレビ・PC・スマホ・タブレットの画面をシャットダウンしよう。これは難しいかもしれないが、できるときにはやってみよう。

●カロチノイド（抗酸化剤として作用する色素）のサプリメントを摂ろう。目をジャンクライトから守るには、網膜のカロチノイドが欠かせない。特殊なカロチノイドのルテイン・ゼアキサンチン・アスタキサンチンは共に作用して網膜を保護し、ブルーライトによる酸化ストレスを軽減する。[29] それは目の健康を支えるサプリメントとして一緒に販売されていることが多い。

●正午前に高品質の光源を浴びる時間を増やそう。屋外の日光の下でしばらく過ごすようにして、人工的なジャンクライトとのバランスを取るようにしよう。自然の太陽光を毎日15分から20分浴びるのが理想だが、明るい300ワットのハロゲンライトを使うのもよい。これは、あなたの今の活力と知的能力を高めて体の衰えを予防し、長期的に元気でいるためのシンプルな方法だ。

ジャンクライトの影響は単に眠りを妨げるだけではないことがわかっている。直接ミトコンドリアに作用して炎症を発生させ、日々あなたの体を衰えさせる。したがって、今あるあなたの体の活力がどれくらいのスピードで低下していくかは、その道程で出会う光を、あなた自身がどう選ぶかに大きく左右される。このことは次の章で検討していこう。

ポイント

- 自分の好きな睡眠アプリをダウンロードし（またはデバイスを買って）、毎晩どれだけ回復しているかがわかるように、自分の睡眠トラッキングを始めよう。
- ベストアプリ：ソニックスリープコーチ
- ベストデバイス：オーラリング
- HRVは睡眠の質を左右する。
- 快適に眠れるように工夫しよう。室内を涼しくして（20℃前後）、遮光カーテンを使い、夜用の日課をつくって、体が緊張をゆるめて夜を迎える時間と認識するようにしよう。
- 夜間はブルーライトの光をできるだけカットしよう。減光スイッチ・赤色LED電球・ブルーライトカットのメガネがおすすめだ。

第5章 照明でエナジーチャージする

正しい知識を身に付ければ、あなたも太陽からスーパーパワーをもらうことができる。スーパーマンのように高層ビルをひとっ飛びすることはできないかもしれないが、体に活力がみなぎって、決して疲れなくなる。

光は人類の存在に不可欠だが、多くの人はその重要性に気づいていない。日が暮れてから物を見るための単純な道具として光を使うことに慣れ切っている。しかし実際は、それよりもっと重要な意味がある。**光はエネルギーであり、人の細胞を活性化し、パフォーマンスに大きな影響を及ぼす**。またそれに加えてあなたのホルモンや代謝機能を支配しており、その作用は食べ物やいくつかの薬剤にさえ匹敵する。つまり、光は賢く使えば体のパフォーマンスを高める薬になるのだ。

18 光がもつ本当の力

第4章で説明したブルーライトを超える、最も有害な光と有益な光の答えを知る前に、光があなたのサーカディアンリズムにどんな影響を及ぼすかを理解することが大切だ。**人間の体のほぼすべての遺伝子は24時間周期で機能するため、1日の異なる時間に活動をオンオフさせるように設計されている。**そしてホルモンや神経伝達物質がこのリズムに合わせて自然に増加または減少する。シンプルに表現すると、あなたの体は光に反応してコルチゾールのような化学物質を放出し、それが意識を目覚めさせ、食べる・運動するといった覚醒時の活動を支える。一方、暗くなるとあなたの体はメラトニンのような別の化学物質を出して、睡眠と休息、回復を促す。

最初のほうで、時計ニューロンがサーカディアンリズムをどのように制御するかを説明したが、脳の基底部には約2万個のこうしたニューロンがあり、人体の基準時計として機能している。人の目が1日の中でさまざまな光を受けると、目から得た情報は脳内のニューロンに伝えられる。これら時計ニューロンの約4分の1はブルーライトしか感じる

サーカディアンリズムとホルモン分泌

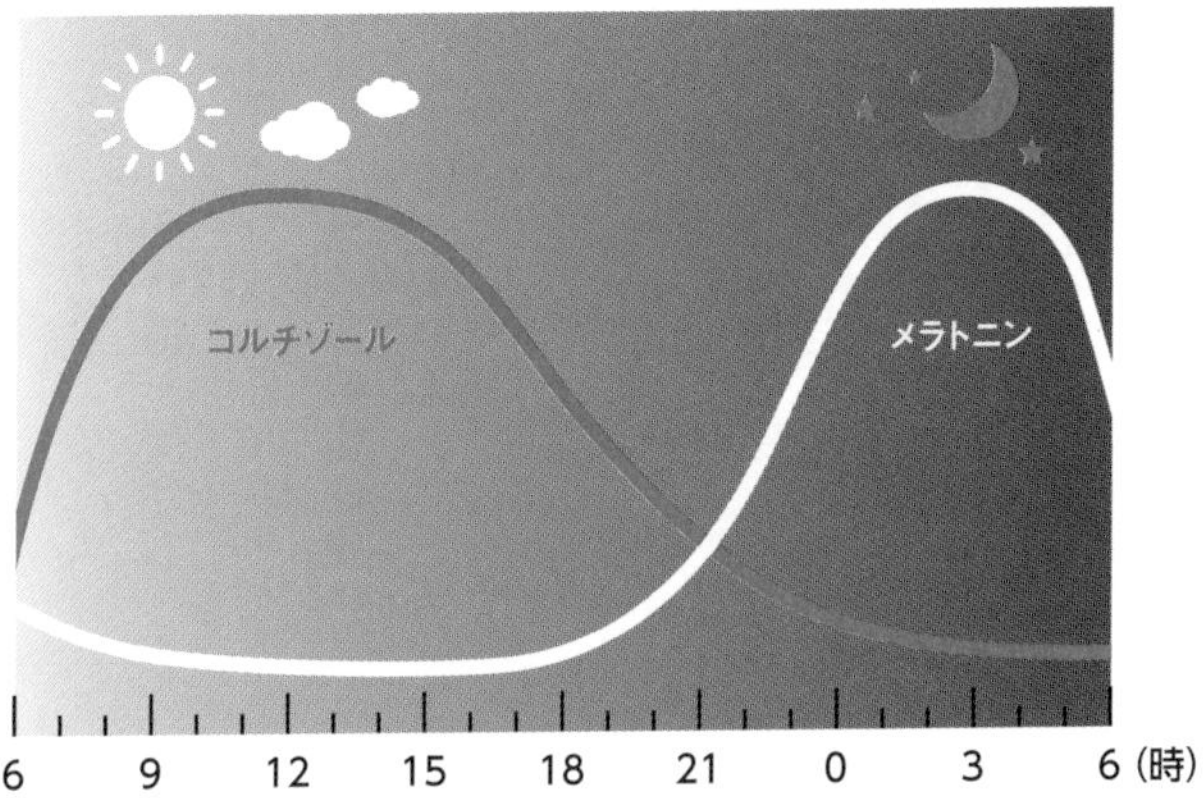

ことができない。目がブルーライトにさらされると、それが太陽から受けたものであろうと、iPhoneから受けたものであろうと、これらのニューロンは残りのニューロンに信号を送り、脳に「警戒する時間帯になりました。目を覚ましてください」と告げるのだ。太陽光は、実はこの世で最も豊かなブルーライト光源なので、人の体内時計はブルーライトに同期するようにつくられている。人間以外の動物の体内時計も同様の仕様だ。僕たちは、少しのブルーライトでも敏感に感じ取れるようにできているので、朝の日の出とともに目覚めることができるのだ。

しかし、人間が作り出した世界はブルーライトの人工的光源であふれかえっており、日が沈んだ夜間の時間帯でも同様だ。これは人類の歴史の中ではかなり最近になって生じた環境の変化である。文明が発達する以前は、太陽が沈んだ後、人が火より明るい光に出会うことはあり得なかった。今の文明化社会では、どこに住んでいても、夜遅くまでブルーライトの猛攻撃を受ける。その結果、人間の自然な睡眠サイクルだけでなく、体が最適に機能するリズムまで狂ってしまっているのだ。

人工のブルーライトの猛攻撃は、私たちの体調にもさまざまな影響を及ぼしている。これを止めるには2つのステップがある。

第1のステップはジャンクライトの浴びすぎを避けること。そして第2のステップはよい光源を浴びて最高のコンディションを獲得できるようにすることだ。ここから実際のやり方について詳しく見ていこう。

ステップ1：ジャンクライトを減らせ

第4章では、ブルーライトを浴びすぎると4つのキラーのリスクが増すことを説明した。人工のブルーライトが問題になる理由は、それが人体に眠りの時間を告げるホルモン・メラトニンの産生を抑制するためだ。メラトニンの減少は睡眠の質の低下に関わっている。[1]

ブルーライトをたくさん浴びると、血糖のコントロールにも影響を及ぼすため、炎症やミトコンドリア機能障害を引き起こす。夜になってブルーライトを浴びると血糖値が急上昇し、高血糖やインスリン抵抗性の増大を引き起こす。[2] これにより血糖値が本来の値よりも高くなり、体が血流から糖をきちんと運び出せなくなる。その結果、体重の増加や2型糖尿病発症のリスクは大幅に高くなり、ほかの3つのキラーのリスクも増やすことになる。[3]

ブルーライトは電子デバイスから出るだけではない。厄介なことに、それは至るところに存在する。今の時代のほとんどの光源には、体に害を及ぼすほど多量のブルーライトが含まれているが、それを相殺する有益な光はあまりにも少ない。たとえば、白色のＬＥＤ電球には、人間の体と脳の正常な働きに不可欠な赤外線・赤・紫の光といった太陽の自然な周波数成分の多くが欠けている。それはまた、太陽光より少なくとも5倍多いブルーライトを放射する。蛍光灯も太陽光よりブルーライトが多く、赤外線は少ない。ベッドの近くでこれらジャンクライトの光に当たることは、有害な入浴剤入りの風呂にわざわざ入るようなものだ。

悪影響はほかにもある。**ブルーライトはミトコンドリアに負担をかけて、目の細胞内に過剰なフリーラジカルをつくらせる。**フルスペクトルの光（紫から赤色までのすべての周波数を含む光）を浴びても、ミトコンドリアは同様にフリーラジカルを作り出すが、それらのフリーラジカルは細胞に信号を送って、それを吸収するための抗酸化物質を必要以上に発生させる。一方、ブルーライトにさらされると、ミトコンドリアがつくるフリーラジカルは信号を送ることができない。そうした過剰なフリーラジカルはいつまでも消えずに、体が衰える7つの原因のすべてに影響を及ぼす[4]。

太陽光や、ほかの人工的光源に比べてブルーライトが少ない白熱灯の代わりに、ジャンクライトに身をさらすことは、言ってみれば、カロリーは同じでも、ふつうの食事を摂る代わりに、ボウル1杯分の砂糖を食べるようなものだ。平均的なアメリカ人が一生の93％を人工の光（ほとんどは蛍光灯かLED）の下で過ごしている現実を考えれば、4つのキラーがすべて上昇傾向にある今の状況は当然といえる。

僕たちは、多くの光源から役に立つ周波数成分を取り除いて過剰なブルーライトに置き換えるのと同時に、紫外線A波（UVA）や紫外線B波（UVB）の光も完全に避けるようになってきたが、UVAとUVBは太陽でつくられ、生物が生きていくために欠かすことができない光だ。これらにあまりに多く当たると有害だが、少なすぎても体に悪い。皮膚がUVBの光を浴びると、人体はビタミンDを活性化した硫酸化型に変換される。つまり太陽光は体がビタミンDをもっと活用できるようにするのだ。

すでにお話ししたように、**ビタミンDをしっかりと摂取することは長生きに欠かせない。**ビタミンDが不足すると、体の衰えの7大要因の1つ（奇形タンパク質）であるアミロイドタンパクの蓄積につながる。ビタミンDはサーカディアンリズムの調整と血糖値の調節にも欠かせない。夏になって太陽光を浴びることが多くなると血糖値が自然に下がるのは、1つにはこの理由によるものだ[5]。

紫外線の光を完全に避けると、老化プロセスは気づかないうちに加速される。そして注意してほしいのだが、僕はビタミンDをサプリメントで補うことを推奨しているが、これで自然の太陽光が血糖値調節にもたらす効果を十分再現できるわけではない[6]。太陽から自然に得られるはずのフルスペクトルの光を完全にほかの手段で置き換えることはできない。

太陽光の赤色と近赤外線の周波数を浴びることによる効果について、興味深い研究が数多く行われている。赤色と近赤外線の光は、紫外線の害から細胞を自然に保護する一方で、細胞が紫外線のパワーを利用してビタミンDをつくる準備をさせていると考えられる。また、細胞が紫外線光にさらされたのちの回復も助けている[7]。1日の中で人がこれらの光を浴びる時間的なスケジュールは、興味深いことに人間のサーカディアンリズムともぴったりと合っている。

かつて人類は夜明けとともに起き出し、午前中を住居の外で過ごしたので、真昼に太陽がいちばん高くなる前に、日の出の赤色と赤外線の光を浴びることができた。だが現代人は、屋内の人工的な光の下ではるかに長い時間を過ごしている。自然の太陽光を浴びるとしても、真昼のことが多く、それは太陽光線がいちばん強いときだ。細胞は赤色か赤外線の助けもなく、紫外線への露出に十分準備をする機会をもてない。これが、日焼け止めをしょっちゅうたくさん塗っても皮膚がんが増えてきた原因ではないだろうか？

現代人は皮肉なことに自分の体を守るために太陽を避けているが、正しく日光浴をすると体調がよくなり、年を重ねても元気でいられる。

日光浴の効能を示す数々の研究結果が存在する。スウェーデンの女性2万9000人を20年以上追跡調査した最近の研究報告は、「日光を避けることは喫煙と同等の死のリスク要因である」と結論づけた。この研究によれば、太陽の光を避ける人は平均余命を0・6〜2・1年縮めるという[8]。

意外に思われるかもしれないが、光に支配されるサーカディアンリズムはこの惑星上のあらゆる生命体の生存の基本である。動物・人類・植物そして菌類でさえ、24時間のリズムで眠り、目覚める。これはあらゆる生命の根本に深く根づいたことであり、仮に何らかの動物や植物を地球から持ち出して昼夜の周期が24時間ではないほかの惑星に移したならば、適応に苦しみ、生き延びられないかもしれない。

100ページで述べたソーク研究所のサッチン・パンダ博士によれば、実験動物の概日時計に突然変異があると、糖尿病・肥満・循環器疾患・がんのような数々のキラーのリスクが増加する。また、被験者のサーカディアンリズムを変えると（被験者の睡眠は5時間に制限される）、わずか数週間以内にこれらのキラーの兆候が示されるという。

でも、勘違いしないでほしい。僕はあなたに、電気を使うのをやめようとか、どこか森の中に移住しようとか、太陽の下、生まれたままの姿で暮らそうなどと言っているわけではない。ダメージを受けることなく、現代のテクノロジーの便利さを楽しむ方法があるのだ。**自然の有益な光源を利用して自分のサーカディアンリズムを強化し、ジャンクライトによって起こり得る不調や体の機能低下の多くを防ぐことができるし、回復させることだって可能だ。**

そのための**簡単な方法は、太陽の自然な周波数成分を多く含む赤色の光を据えつけること**だ。赤色光は可視光スペクトル（人間の目に見える光の電磁波スペクトル）の片方の端にある。一方、赤外線光はスペクトルの赤色の端より少しだけ波長が長い。赤外線の光は目には見えないが、熱として感じることができる。太陽光にさらされると暖かく感じるのはそのためだ。

ちなみに僕のバンクーバー島（カナダ）にある家の外灯はすべて赤色だ。友人たちが見たら「まるで潜水艦に住んでいるみたいだな」とからかうかもしれないが、僕はこのおかげで夜間に自分のサーカディアンリズムを妨げずに外出することができる。おまけに星が見える。赤色の外灯は自分と家族の体調の維持に効果的であるだけでなく、近くに住んでいる動物にもよい影響を及ぼす。白色LEDの玄関照明とは違って、わが家の赤色灯は虫を引き寄せない。これは、ジャンクライトに虫を引き寄せて殺虫剤で殺す人が多い現状を考えると、意外と大事なポイントだ。研究者によれば、世界の昆虫類の40％は個体数を減らしていて、これから数十年の間に絶滅する可能性がある。

今、あなたがもし40歳くらいであるとすればあなたの余命と同じくらいの年数だ。オーストラリアのシドニー大学によるこの論文の筆頭著者は、「これを止めないと、あらゆる生態系が飢餓のために崩壊する」と述べている[9]。

赤色の外灯を使うもう1つの理由は、わが家の周りにいる動物のサーカディアンリズムに干渉するのは同じ生物である身として無責任だと思うからだ。家から90メートル以内に3つの異なる種のフクロウが巣をつくっているのは、赤色灯がその生息環境を壊さないからだ。僕はフクロウの巣を見るまで、ジャンクライトが地球上のあらゆる生き物にどれほ

身の回りからジャンクライトを遠ざける方法

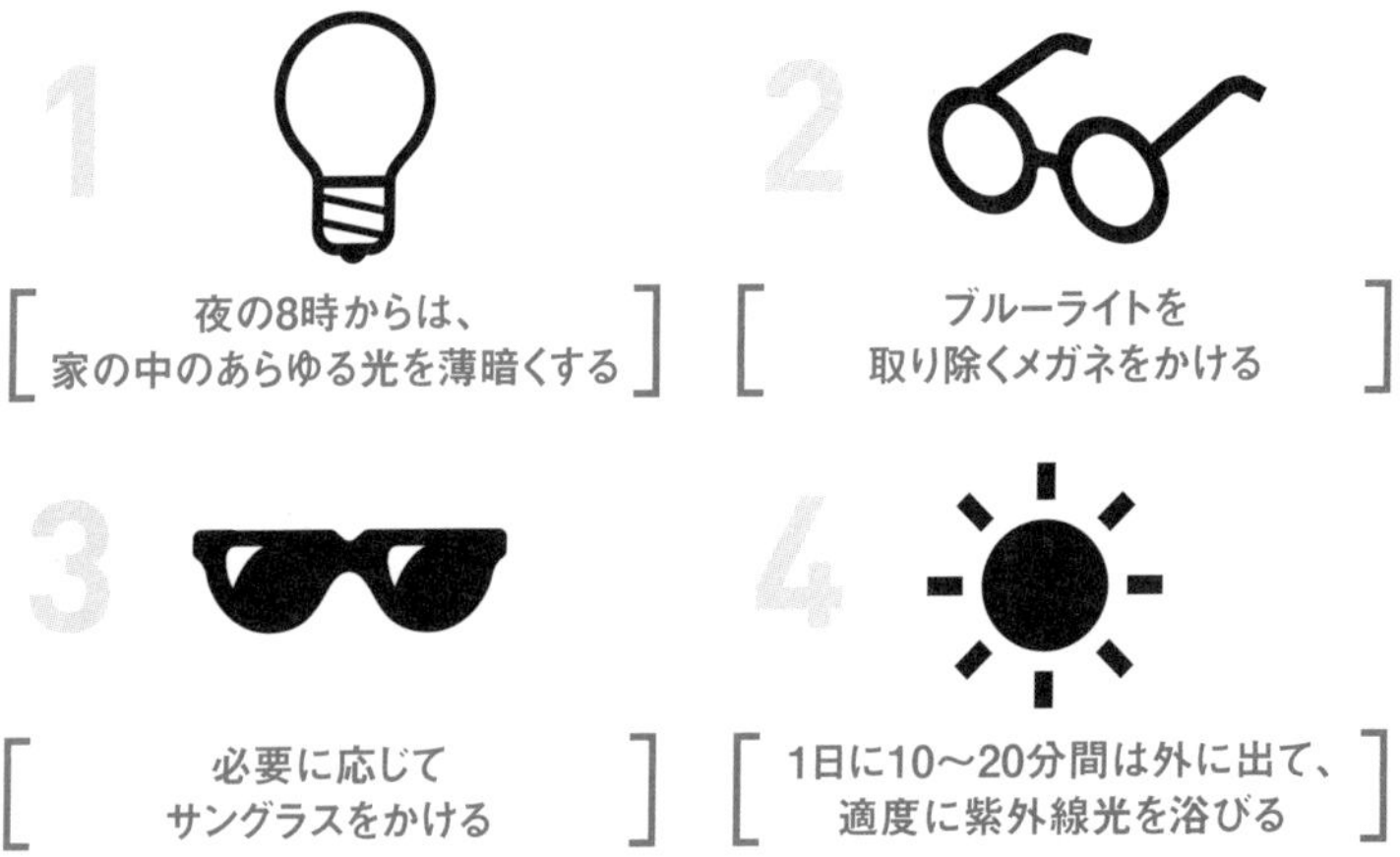
1
[夜の8時からは、
家の中のあらゆる光を薄暗くする]
2
[ブルーライトを
取り除くメガネをかける]
3
[必要に応じて
サングラスをかける]
4
[1日に10～20分間は外に出て、
適度に紫外線光を浴びる]

ど悪影響を及ぼしているかに気がつかなかった。だから、あなたの家の外灯も赤色LED電球にして、ご近所から質問されたときにも説明できるようにしておこう。

光を有利に活用するもう1つの方法は、**フルレンジの周波数を出す光源を室内に置くことだ。**完全無欠コーヒーショップでは、1日の時間に応じて色が変わる大きなライトボックスをドア近くに置いて、健康的なサーカディアンリズムを促している。さらにブレットプルーフ360の新本社には、調光器付き低圧ハロゲン照明と補助LED照明を設置してあり、太陽の自然のリズムに似るように、夕方に赤色と琥珀色の周波数を加えることができる。

どんな環境であっても、健康によい照明にするには、調光器を置いてメインライトを薄暗くし、色の深みを変えられるようにするだけでいい。家庭やオフィスの照明を切り替える機会があれば、色スペクトルを考慮することを強くおすすめする。ただ、四六時中完璧にしようと神経質になるのはよくない。かえってそれがストレスとなり、老化が進んでしまう。家庭では適度にうまくやることを目標にしよう。それでも、時代のはるか先をいっていると実感するだろう。

ブルーライトについては、すでに第4章で電子機器への暴露を減らす方法についてお話しした。次は、体の衰えを早める光源を身の回りから取り除くやり方をもう少し紹介しよう。

●夜の8時からは、家の中のあらゆる光を薄暗くする。周囲の照明を赤色LED（ロウソクならもっと信頼できる）に切り替えよう。

●調光器を取り付けられない、あるいは日没後に照明の明るい環境にいる必要がある場合はブルーライトを取り除くメガネをかけよう。ステージに上がっている僕を見たことがあれば、ブルーライトを一部カットする黄色の屋内用メガネに気づいたに違いない。高校時代ならこのメガネのせいでいじめられただろうが、大人になった

今はクールに見えると確信している。

- あなたがブルーライトカットのメガネを使いたくないが、日没後に明るく照らされた場所にいる場合は、必要に応じてサングラスをかけよう。
- 1日に10〜20分間は戸外に出て、適切な紫外線光を浴びよう（ただし浴びすぎないこと）。これを太陽が真上にくる前、午前中にやってみること。そうすれば日焼け止めは必要ない。

ステップ2：健康的な光源で、最強の体を手に入れろ

ここまで読めば、体を衰えさせるジャンクライトをどう避ければよいかわかっただろう。だがもしも、あなたの体の生存だけでなくパフォーマンス向上の一助にもなる周波数の光を、周囲の環境に加えることができたらどうだろう？　間違った光の周波数成分はミトコンドリアに過大な負担を与えて、炎症や老化を引き起こすが、**ある種の有益な周波数の光はミトコンドリアの機能を高めることができる**。[10]これが炎症を抑え、[11]あなたの体に効率のよいエネルギー生成を促し、体へのダメージが減って、若々しくなれるのだ。

あなたが最高の体調を手に入れる手助けとなる光源について、もう少し詳しく見てみよう。

19 赤い光で細胞がよみがえる

赤色光／赤外線は、通常は老化とともに能力が衰える幹細胞を活性化する一方、ミトコンドリアの働きを強化して、損傷を受けて変性し、死滅する恐れさえある組織も回復させ、修復し、保護する[12]。これによってミトコンドリアが産生できるエネルギーの量は増加する[13]。赤色光／赤外線はまた、体内でつくられて血管を健康に保つ重要な分子、酸化窒素の値を上昇させる。酸化窒素の増加は、血液循環をよくし、体内の細胞すべてに血液・酸素・栄養を行きわたらせることになる[14]。

あなたにおすすめしたい赤外線光の効果を得る方法は、赤外線サウナに入ることだ。これがふつうのサウナと違うところは、体を外から温めるのではなく、内側から温めることだ。伝統的なサウナは周囲の空気を温めるのに対して、赤外線サウナの光は体に直接浸透し、体内組織を温める。その結果、赤外線サウナは伝統的なサウナほど熱くならない。このため、こうしたサウナに長く入っても意識が遠のいたりはしない。僕は長い間赤外線サウナを使い続けている。最初はカビと水銀の解毒のためだったが、今では効果がきわめて大きいことがわかっている[15]。

サウナに入っていると体内に熱ショックタンパク質（HSPs）がつくられ、酸化ストレスによるタンパク質の劣化を防止する。HSPsはフリーラジカルを除去してグルタチオン濃度を高め、タンパク質が固有の構造を保つようにして、体を衰えさせるいくつかの原因からあなたを守ってくれる[16]。赤外線サウナは、日帰り温泉やヨガスタジオ・ジムにある。20～30分のセッションを週に2、3回から始めて、そこから徐々に増やしていこう。

ポイント

- 赤色光／赤外線を毎日浴びよう。あるいは1日に15～20分、日光浴をしよう。
- 自宅の電球を替えて、ジャンクライトから身を守ろう。ブルーライトの一部をカットするメガネをかけよう。ブルーライトカットのメガネの代わりにサングラスでも多少は役に立つが、それほどの効果はない。
- 赤外線サウナでデトックスを促し、ミトコンドリアの働きを高めよう。

パート II

パワーアップ

これまで、多くの人に死をもたらす要因について話してきたが、年とともに心身が疲れやすくなり、動作が遅くなり、満たされない気持ちになるのも同じ理由によるものだ。あなたが4つのキラーを食い止める対策を続けるだけで、高齢になるまでには同年代の大多数の人々よりパフォーマンスを上げられるはずだ。もっとも、自分一人で取り組むより、周りの人と知識を共有して、みんなで一緒に取り組んだほうがいいかもしれない。僕自身もそうしている。

あなたが、過去の僕と似たような状況に直面しているなら、すでに相当なダメージを受けている可能性がある。自分が受けているダメージを減らし、なおかつ体を若返らせることができたら、どんなに素晴らしいことだろう。死亡リスクを避けるための実践を始めれば、よりよい人生を送ることができる。

環境をちょっと変えただけで、僕が心身を劇的にパワーアップして早すぎる老化を食い止めたのを見て、家族や友人は目を見張った。彼らの知らないところで、僕は絶対に疲れない体のつくり方を探究する一流の科学者や研究者のサポートを得る幸運に恵まれた。結果として僕は最先端の疲れない体づくりに取り組めるようになり、本格的に若返りはじめたのだ。

僕が試してきた方法の中にはいくつか新しいものがあり、当然、その効果は未検証だったが、損失よりも利益のほうが上回っていて、納得できるだけの十分なエビデンスがあった。**本書を通じて皆さんに伝えていることをすべて鵜呑みにするのではなく、自分で調べて、自分の体と自分自身の目標にもとづいて決定することが大切だ。**

最先端の技術を試さなくても、短期間でもっとエネルギーとパワーを手に入れ、若返りを続けるために、簡単に実践できることがたくさんある。今すぐ行動を開始すれば、「証明されていない」テクニックが主流になって手頃な料金で利用できるようになるまで、十分に生きていられるだろう。死亡リスクを避ける対策をすぐに始めなかったせいで、やがて入手可能になる驚異的な疲れない体づくりの技を体感できなくなってしまうのは、本当にもったいないことだ。

第6章 脳を進化させる

年齢とともに細胞が死滅したとき、体が衰える7つの原因の影響で新しい細胞に置き換えられないと、脳は萎縮しはじめ、徐々に退化していく。だが、しかし、あなたが自分の脳を大事にすれば、脳もあなたの若さを保ってくれる。すでに脳の機能低下の兆しがあっても、今日スタートすれば脳の機能低下を食い止め、ダメージを修復することができる。僕自身が経験したことなので、間違いない。

あなたがまだ若くて認知的な問題を抱えていなかったとしても、脳の変性が始まる前に対策はしておいたほうがいい。そうすれば、今すぐに自分の脳のパフォーマンスを一段と向上させることができる。脳に活力がみなぎればすぐに実感するはずだ。

40歳から50歳くらいまでに「認知症」になることはあまりないが、その前兆を察知する可能性はある。まれに40歳でアルツハイマー型認知症と診断される人もいるので、この病気の前兆は、早ければ20歳の頃に始まる可能性もある。だから、**40代で物忘れをするのは60代でアルツハイマー型認知症と診断される前触れかもしれない。**4つのキラーは忘れた

ミクログリア細胞の役割

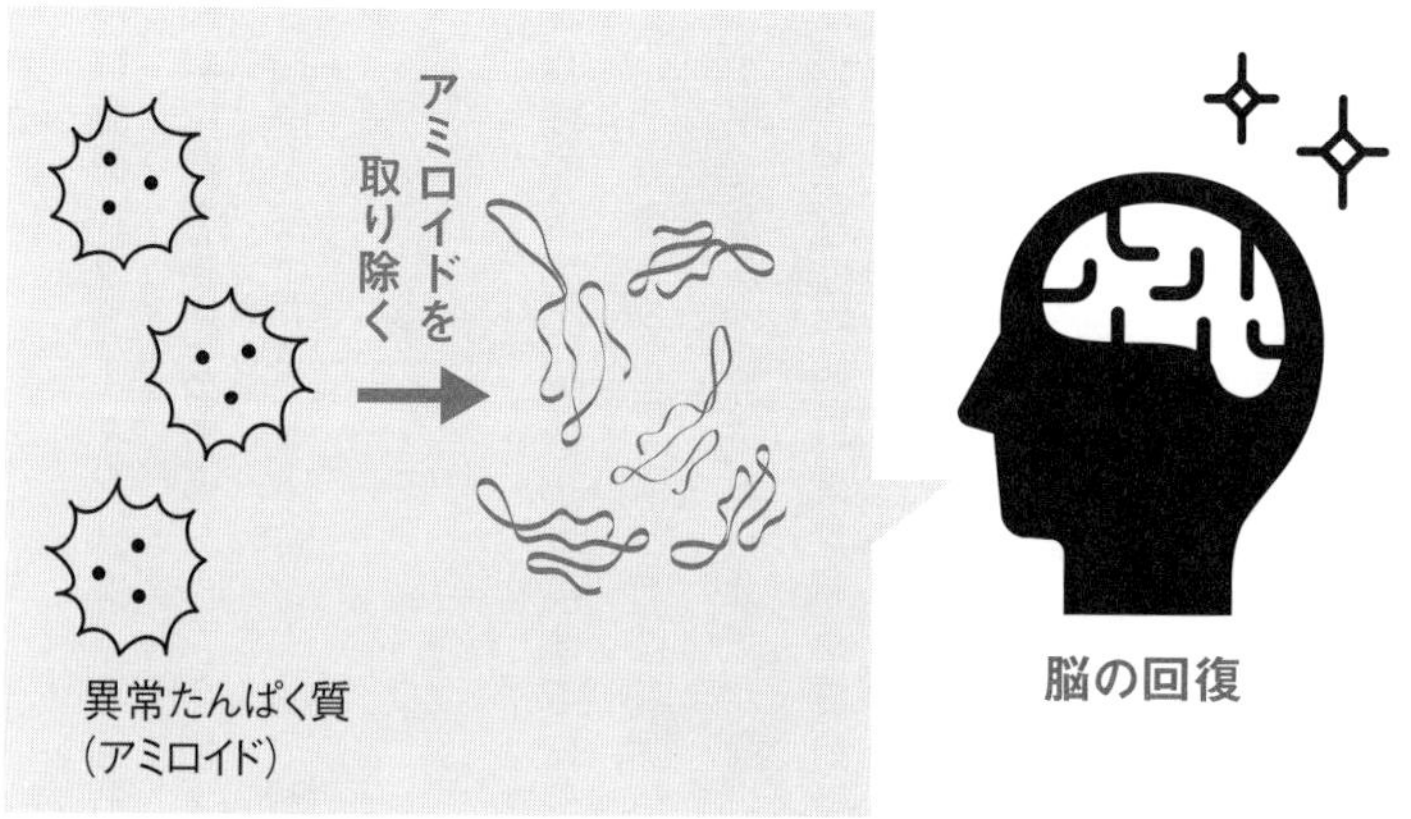

頃に牙をむくということを覚えておいてほしい。

しかしこれは別に怖いことではなく、アルツハイマー病の弱点とも言える。進行が遅いこと、そして早期発見が容易になっていることは大きなアドバンテージだ。脳の機能を今すぐに、また長期にわたって改善する方法はたくさんある。だから早め早めに対策を講じれば大丈夫だ。

これまで認知症になるかどうかは、遺伝によるものか、運が悪かったかのどちらかだと信じこまされてきたが、それは大きな間違いである。僕が認知機能障害を回復させるために用いた方法を使えば、**誰でも認知症を発症するリスクを減らし、何歳になっても思考力とパフォーマンスを高める**

ことができる。

ちなみに**脳のパフォーマンス低下が何らかの環境要因によるものか、食べ物によるものかは、簡単に突き止められる。**一言で言えばこれらが起きるのは年齢のせいではない。あくまでも損傷が蓄積し、ミトコンドリアが全力で働かないようになっていることが原因なのである。

炎症と脳機能障害の関係を理解するには、ミクログリア細胞の役割を知っておかなければならない。ミクログリアは、前に説明したように脳の免疫細胞だ。ニューロンにはすべての情報が集まるが、ミクログリアがなければ活動できない。前にアミロイド斑について説明したが、それは奇形のタンパク質が凝集して脳内に蓄積したものだ。アミロイドが脳内にできると、ミクログリアがそれらを取り除くように働く。しかし、過剰なアミロイド斑が発生した場合、ミクログリアはそれらの周囲にたまり、アミロイドを除去するためにどんどん炎症性化合物を放出する[1]。体が傷つけられると免疫細胞が炎症を起こして体を回復させようとするように、ミクログリアは脳を回復させようとするのだ。だが、これが続いて脳内が慢性炎症状態になると、ニューロンを傷つけて神経変性疾患を引き起こす。

体に悪い食物・慢性的なストレス・感染、あるいはサーカディアンリズム障害による脳内の慢性炎症は、ミクログリア細胞を刺激してプログラニュリン（ＰＧＲＮ）と呼ばれるタンパク質を過剰につくらせる。[2] ＰＧＲＮの過剰は、アルツハイマー病・パーキンソン病・筋萎縮性側索硬化症・腫瘍、そして最高のコンディションになることを妨げるさまざまな因子と関連している。

幸いなことに、**炎症を引き起こす損傷の多くは未然に防ぐことができる。**デール・ブレデセンによると、アルツハイマー病を発症する最大のリスク因子は慢性炎症・インスリン抵抗性・毒素への暴露だ。これらはすべて環境による後天的な要素であり、遺伝的な要素ではない。僕はこの20年の間に磨きをかけてきたテクニックを使って、劇的に損傷を減らし、認知機能障害を改善することに成功した。ダメージを受けても、それに対抗する方法がわかっているので、脳はフルに機能し続ける。皆さんにそのとっておきの方法を教えよう。

脳の認知機能低下を予防し回復させる最も効果的な対策は大きく、食べ物・サプリという2つのカテゴリーに分けられる。

20 脳の力を引き出す

炎症を引き起こすあらゆる食べ物が、脳機能を低下させる。しかし、脳を守るためには、炎症をもたらす食品を避ける以外にできることはいろいろある。年齢を重ねるほど、常に血糖値を低く保ち、血糖値スパイクを避け、血中のケトンを維持する食事を摂ることが重要になる。過去10年間のさまざまな研究では、インスリン抵抗性が部分的に脳内のアミロイド斑形成に関係していることが一貫して示されている。[3]

インスリンは、糖を血中から細胞に移して、細胞内のミトコンドリアがそれを燃料として燃やし、血糖値を下げる。**あなたが糖を摂りすぎると、体はどんどんインスリンをつくって糖をすべて血中から出そうとするが、ミトコンドリアによる糖の燃焼が間に合わないので行き場所がなくなってしまう。**これがインスリン抵抗性の始まりであり、2型糖尿病の前触れだ。その高血糖は、体が衰える7つの原因のうちの2つ、AGE[S]とアミロイド斑の生成にもつながる。

体内でインスリンが増えると、血糖値が下がりすぎないように体は過剰なインスリンを破壊するインスリン分解酵素(IDE)を作り出す。面白いことにIDEは、脳内ではアルツハイマー病、脳以外の体全体では体の衰えの引き金になるアミロイド斑の破壊を助ける。しかし、ＩＤＥは過剰なインスリンとアミロイド斑を同時に破壊することはできないのだ。ＩＤＥがインスリンを破壊するのに忙殺されていると、アミロイド斑と戦うＩＤＥがいなくなり、アミロイド斑が脳内に蓄積されることになる。

だから、あなたが血糖値を急上昇させる食べ物をおなかいっぱいに食べると、体は大量のインスリンを生成し、ＩＤＥは、その糖を血流から取り除くために、いつもインスリンを破壊しなければならなくなる。結果的に、アミロイド斑の増加と急速な老化が進み、やがてはアルツハイマー病を発症する可能性を一段と高めることになる。つまり、アルツハイマーのリスクを下げるいちばん簡単で効果的な方法は、単純に糖を摂るのをやめることだ。こうすればＩＤＥはアミロイド斑の破壊に集中できるようになる。

効果のある対策はサプリメントの服用をすることだ。毎日４００〜１０００マイクログラムのクロム・ピコリネートを25〜１００ミリグラムの硫酸バナジルと一緒に服用することで、炭水化物を摂るときに同時に飲むのが理想的だ。これらのミネラルは食後に起きる血糖値スパイクを引き下げる。

また、**炭水化物、特に糖を摂取するときには、必ず繊維の多い食品、加えて飽和脂肪も**

一緒に摂れば、血糖値スパイクにならなくて済む。糖と脂肪の組み合わせは体に悪いが、糖だけを単体で摂るのはさらに悪いのだ。たとえば、アイスクリームは同量の砂糖を含むソーダを飲むより血糖値が上がりにくい。

若々しい体を保つために、あなたは週に5〜6日間、高脂肪・低炭水化物の食事プランを続ければよい。そして7日目に炭水化物を増やして、およそ150グラム摂取する。この期間は、サツマイモ・カボチャ・白米などの炭水化物を摂ることにしよう。ちなみに、サツマイモ1個（300グラム）にはおよそ115グラムの炭水化物が含まれる。常にケトーシス状態になっていると、この細胞はブドウ糖を燃やさない「怠け者」になり、インスリン抵抗性が発生してしまう[4]。インスリン抵抗性を発生させずにケトーシスの効果を得るには、ある時期には低炭水化物のケトン食を摂り、ほかの時期には適度な炭水化物食を摂る必要がある。

僕は何年も周期的ケトン食を実践したが、今は炭水化物の計算にあまり力を入れていない。その代わり、ブレインオクタンオイルを使っている。研究によって、炭水化物が存在していても、このオイルがケトン体を増加させることがわかっているのだ。この方法なら、もっと野菜を食べ、少量の炭水化物を味わい、しかもケトーシスの効果を得ることができる。僕はブレインオクタンオイルを完全無欠コーヒーやサラダドレッシングに加えたり、肉に振りかけたりして、1日を通して、規則的に少量のケトンを摂っている。だから、僕の細胞はいつもブドウ糖か脂肪を燃やす準備ができていて、血糖スパイクを避けることができる。このような食事を続けた結果、4つの臨床検査値の組み合わせにもとづいた僕のインスリン感受性スコアは、160点満点中の1点と完璧だった。

このようにケトーシス状態を周期的に繰り返すと、脳内のミトコンドリアが鍛えられて回復力をもち、代謝が向上し、IDEはインスリンの破壊をやめて、認知力を損なうアミロイド斑の巣窟を掃き清めるようになる。また、血中にケトン体があると、慢性炎症がある場合にミクログリアが放出する有害なタンパク質、PGRNの濃度を引き下げる[5]。

21 ミトコンドリアを覚醒させるコエンザイムQ10

ミトコンドリアはコエンザイムQ10を使ってエネルギーをつくる。すべての人の体内には生まれつきコエンザイムQ10があるが、余計なフリーラジカルや酸化ストレスを抱えていると、ミトコンドリアはコエンザイムQ10を使い果たしてしまい、不足することになる。

その上、コレステロールを下げるスタチンのような何種類かの医薬品は、コエンザイムQ10の血中濃度を最大40％低下させる可能性がある。[6] **コエンザイムQ10を補給して体内の減少を埋め合わせ、ミトコンドリアを活性化することにより、ヤバいコンディションを手に入れることができる。**

平均寿命よりも長生きするつもりなら、1日100〜200ミリグラムのコエンザイムQ10が欠かせない。

22 年齢を超越させるPQQ（ピロロキノリンキノン）

この抗酸化物質は細胞をフリーラジカルから守って若く保つという点で、ビタミンCの約100倍の効果を発揮する。また、新しいニューロンの成長を助ける神経成長因子（NGF）を刺激し、脳と脊髄を体のほかの部分と結びつける末梢神経の再生を促すことが明らかになっている。[7] ピロロキノリンキノン（PQQ）は、緑茶・納豆・ホウレンソウ・パセリ・ピーマンなどの多くの食物に含まれているが、人によい作用を及ぼすほどの量は含まれていない。[8]

また、マウスの研究により、ＰＱＱにミトコンドリアの活動を高める能力があることが立証されている。具体的に言うと、ＰＱＱはミトコンドリアの密度を上げて、エネルギーの供給を増やし[9]、炎症を減らし[10]、代謝を上げ[11]、酸化ストレスに対抗し[12]、生殖能力を改善し[13]、学習能力と記憶力を向上させ[14]、心臓を保護する[15]。

ＰＱＱは、運動とニコチンの作用と同じ方法でＰＧＣ－１α（タンパク質）を活性化し、ミトコンドリアの生合成を促進する[16]。つまり、１つのサプリメントが既存のミトコンドリアを強化し、新しいミトコンドリアの成長を助け、非常に強力な抗酸化物質としての機能も果たすのだ。まさに鬼に金棒とも言えるが、なぜか誰もこのすごさについて触れていない。

なおＰＱＱには2つのタイプがある。安定化二ナトリウム塩と活性ＰＱＱだ。数年前、僕はＰＱＱ二ナトリウム塩を毎日30～40ミリグラム飲むことにした。ところが、ほかのミトコンドリア賦活剤を摂ったときと違い、何の効果も感じなかった。ＰＱＱは高価なサプリメントなので、今では、お金と時間を無駄遣いしたと思っている。

長期間にわたり大量摂取してもまったく効果を感じられなかったのは、たぶん、製造業者に都合のよい「安定化」二ナトリウム塩の形で販売されているからだろう。あいにく、ニナトリウム塩は少量の胃酸にさらされるだけでも凝結する。つまり、僕が摂取したあの高価なPQQは、ミトコンドリアを手助けするのではなく胃の中で小粒の石になっていたわけだ。その問題を回避するために、僕はPQQ分子をリポソームというオイルの保護コーティングで包み、吸収されやすいようにした。そんなわけで、ブレットプルーフ社のサプリメント「アクティブPQQ（ActivePQQ）」が誕生したのだ。

リポソーム製剤を使用したくないなら、空腹時に、胃酸を中和するために重曹と一緒にニナトリウム塩を服用してもいい。この手法を裏付ける研究は存在しないが、うまくいくはずだ。

23 L-テアニン

これは緑茶に含まれるアミノ酸で、脳の可塑性を高める成長因子である脳由来神経栄養因子（BDNF）[17]を増加させる。**L-テアニンにはリラックス効果があり**[18]**、注意力と覚醒も促進する**[19]。**また、カフェインと相乗的に作用するので、緑茶に含まれているのは最高だ。**2つの成分が合わさって、反応時間、記憶力、精神的忍耐力がパワーアップする。[20] L-テアニンのサプリメントを飲むか、毎日1～2杯の緑茶を飲むといい。

緑茶を試すなら、あまり日が当たらない場所で栽培されたお茶を探そう。日陰栽培の緑茶は、クロロフィル・アミノ酸・L－テアニンの濃度が高い。日陰栽培によって、緑茶のカフェイン量や甘みも増すのだ。

24 集中力が神がかるヤマブシタケ

この漢方薬は、脳と神経系をサポートし、頭の冴え・集中力・記憶力を高める。ヤマブシタケには抗酸化物質が豊富に含まれ、NGFを刺激する。実際にヤマブシタケから単離される生体高分子は、NGFやBDNFより、ニューロンを酸化ストレスから守る効果が高いことがわかっている[21]。僕は、投資対効果を可能な限り高めるために、NGFとBDNFを高めるほかのサプリと組み合わせて、ヤマブシタケを摂取している。

ヤマブシタケのエキスを抽出する方法はいろいろあるが、お湯を使うのはあまりよくない。僕がヤマブシタケのカプセルやお茶をすすめないのはそのためで、コーヒーに入れると美味しくなくなる。

25 記憶力がレベルアップするクルクミン

UCLA発の2018年度研究[22]で、ターメリック（ウコン）の活性成分であるクルクミンを毎日服用すると、加齢による記憶力低下や気分を改善することが確認されている。この研究においては、記憶に問題を抱える50～90歳の成人40人が2つのグループに分けられ、第1グループはプラセボを摂取し、第2グループは90ミリグラムのクルクミンを1日2回、18カ月間摂取した。研究開始時に40人の参加者全員が標準認知機能検査を受け、その後は6カ月おきに検査を繰り返した。参加者のうち30人は、開始前と18カ月後に、脳のアミロイドを観察するための陽電子放射断層撮影法（PET）スキャンを受けた。

その結果、**クルクミンを摂取した参加者は記憶力と注意力が大幅にアップし、記憶力スコアは18カ月間で平均28%改善された。**気分も爽快になり、脳のPETスキャンでアミロイドの蓄積も少ないことがわかった。

クルクミンから最大限の長寿効果を得るためには、サプリメントを利用しよう。ブロメライン（パイナップルに含まれる消化酵素）と一緒に飲むか、体がクルクミンを吸収して利用する能力を高めるために油性カプセルのものを摂取するのがおすすめだ。くれぐれも、吸収を高めるために黒コショウ、つまりバイオペリンを一緒に摂るようなことは避けよう。黒コショウ抽出物はターメリックなど多くのポリフェノールの濃度を上昇させる。ただ黒コショウの唯一の問題点は、シトクロムP450 3A4による肝臓の解毒作用を妨げることによって、ポリフェノール濃度を上げることだ。肝臓はその経路で汚染物質を一掃するのだが、黒コショウ抽出物は解毒経路をめちゃくちゃにして、有害な化学物質の排除を妨げる。というわけで、高濃度のターメリックの上に高濃度の老化促進毒素ももつことになる。さらに、黒コショウ抽出物はリーキーガット症候群（腸管壁浸漏症候群：腸壁にごく小さな穴ができて腸の内容物が腸壁から血流に漏れ出す症状）にも関係しているので[23]、摂取しないことを強くおすすめする。

26 白髪が消えるツルドクダミ

この中国古来の漢方薬は、道教の経典に不老長寿の薬として記載されているが、今ではその理由が解明されている。**ツルドクダミは、活性酸素を分解する最強の抗酸化物質の産生を促す**。またモノアミン酸化酵素B（MAO-B）を阻害し、体内のドーパミン濃度を上昇させる[24]。

僕が数年前にツルドクダミを飲みはじめたのは、発毛を促進して白髪を減らす効果があるからだ。僕の「疲れない体づくりハッキング」は、たいてい外見の若さよりも自分自身が若さを実感できることに焦点を当てているが、見た目を若々しくすることにも意味がある。僕の親類は大半の人が30前に白髪になっており、僕もご多分にもれず30代で生え際がちょっと後退し、髪が白くなりはじめた。ツルドクダミがラットの毛の再生を促進することを示す研究がいくつかあり[25]、古代から、白髪を元の色に戻す最も効果的な方法の1つだと考えられてきた。

実際、He Shou Wu（ツルドクダミ）は「彼は黒髪だ」と訳される。伝説によると、この薬草を発見した男はこれを毎日摂取し、完全な白髪頭がツヤツヤでふさふさした黒髪の状態に変わったという。そして彼は160歳まで健康を維持して生きたと伝えられている。僕もツルドクダミを飲みはじめてから白髪が減ってきたが、僕の場合は白髪に効くほかのサプリも飲んでいる。僕は180歳になったときにふさふさの黒髪を取り戻し、しかも脳が完璧に機能していることを期待している。

ポイント

●糖の摂取を減らし、食後も血糖値を安定した状態に保つこと。糖や炭水

化物を摂取するときは、食物繊維や飽和脂肪と組み合わせよう。

●周期的にケトン食にして脳を活性化させ、神経がインスリン抵抗性をもたないようにして代謝の柔軟性を高めよう。

●基本的にいつも体内に少量のケトンが存在するようにしよう。

●この章でリストアップしたサプリを試し、健全な脳機能を育てて、加齢に伴う認知機能の衰えを予防しよう。以下にリスト化する。

・コエンザイムQ10：ミトコンドリアのエネルギー産生に役立つ。

・PQQ：アンチエイジングのための強力な抗酸化剤。

・L-テアニン：記憶力と精神的忍耐力をもたらすアミノ酸。

・クルクミン：抗酸化物質として作用しながら記憶力と注意力を改善する。

・ツルドクダミ：発毛を促進して白髪を改善する効果がある。

第7章

重金属をデトックスする

ほかの人より早い老化現象に悩まされていた20代の頃、僕は幸運にも重金属の毒についてのエキスパートの医師に出会うことができた。その医師にすすめられて検査を受けてみると水銀と鉛に強い陽性反応が出て、おそらくほかの金属も体内に大量にたまっているようだった。ここまで読んだあなたにはショックが大きかったかもしれないが、僕が驚いたのは金属が体内にあったからではない。それが知っている金属だったことにショックを受けたのだ。**僕だけではなく、あなたの体内にも危険なレベルの重金属がたまっている可能性が高い。**あなたの目標が絶対に疲れない最高のコンディションを手に入れることだとしたら、重金属の蓄積量が「安全なレベル」というのは、眉唾だと思うべきだ。

あなたが若くて回復力に満ちていれば、重金属の悪影響をまだそれほど感じないかもしれない。しかしそれらが体内にあると、無自覚のうちにいつの間にか体が蝕まれていくことになる。誰かが地球の至るところに毒物をまき散らしているところを想像してみてほしい。その毒物は食べ物を育てる土壌、飲み水などに含まれていて、あなたはほんの少しずつ毒物を体内に取り込んでいく。もちろんすぐに死ぬわけではないが、時間をかけてだんだんと活力は奪われていく。毒を消化するたびに、あなたの体はほんの少しずつ弱くなっていくのだ。

これが重金属について実際に起きていることである。僕らが少しずつ摂っている毒が免疫力と甲状腺機能を低下させ、目に見えない細胞の損傷を引き起こすのだ。だから、年を追うごとに少しだけ疲労感が増し、頭が冴えなくなっていくように感じる。僕らはそれを単に「年のせいだ」というが、**実際には、ゆっくりだが絶え間ない金属の蓄積が体に負担をかけ、必要以上に体の衰えを推し進めているのだ。**

27 生活空間は有害な金属だらけ

生活環境に存在する最も有害な金属はヒ素・カドミウム・鉛・水銀だ。アメリカ環境保護庁は発がん物質に分類しているが[1]、恐ろしいことに、僕らは日々、これらの重金属を大量に摂取している。今日では、食品に含まれる水銀の量はより一層多くなってきており、アルミニウム・ニッケル・タリウム・ウランといった重金属類も人体に高濃度に蓄積していることがよくある。さらに、銅・鉄・クロム・亜鉛は体に不可欠な栄養素だが、摂取量

食品に含まれる重金属

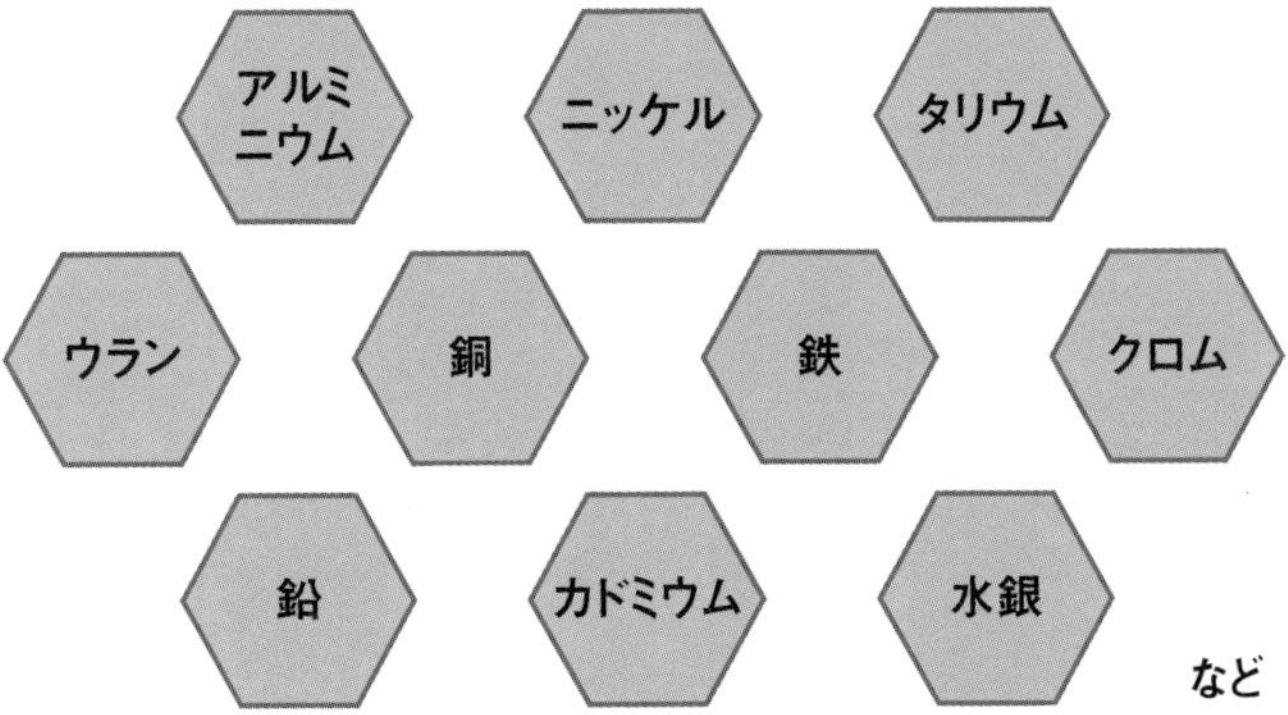

が多すぎると悪影響がある。

重金属類は地球の地殻の一部だ。人間の採鉱・精錬・製造といった活動によって、それらの金属が地殻から地上の土・空気・飲料水に持ち込まれてきた。さらに悪いことに、都市から出る下水汚泥は高濃度の重金属類で汚染されていて、低レベル有毒廃棄物といっても過言ではない。廃棄物処理を担う民間企業は一般に、この汚泥を肥料に混ぜ込み、アメリカ環境保護庁の規制値ぎりぎりになるよう薄めている。この肥料が農場にまかれて、作物がそこに含まれる重金属を取り込む。そして次はあなたの細胞が取り込む番というわけだ。

すでにご存知のように、人のミトコンド

リアは電気的プロセスでエネルギーを作り出す。電気伝導度の高いこれらの金属が体内に入ると、そのプロセスを混乱させて、酸化ストレスを劇的に増加させる。これが細胞機能に直接の影響を及ぼして[2]、年齢不相応な体の衰えをもたらすのだ。

重金属が体の衰えに及ぼすさまざまな影響についてはまだわかっていないことが多い。2018年に医学誌『ランセット』に発表された研究論文は、鉛の摂取と心疾患による死亡の関連性を検討している。研究者は14000以上の成人について、年齢・性別・民族・所在地・喫煙・糖尿病・飲酒・世帯収入といった変数の影響を修正してデータを分析した。結果は驚くべきもので、鉛への暴露が最も多いグループは心疾患で亡くなるリスクが70％高くなり、冠状動脈性心疾患で亡くなるリスクが2倍になることが明らかとなった[3]。つまり、ほかの条件が同じであれば、鉛への暴露が多いと心疾患で亡くなるリスクが70〜100％高くなるということだ。

もう1つ増え続けているのによく見落とされる有毒金属は、猫いらずや殺虫剤に使われるタリウムで、エレクトロニクス・ガラス・薬品産業の生産工程に用いられる。タリウムは、ロシアのスパイが暗殺用に使ったため「毒殺犯の毒」と呼ばれている。無味無色の結晶で、細胞内のカリウムと置き換わって細胞の働きを失わせる。ところが石油業界は、ガソリンに添加する鉛をもっと毒性が強いタリウムに替えるという決定を下した。これは恐ろしく近視眼的な動きといえる。タリウムは、ほんの少し飲んだだけでも多くの臓器に退行性の変化を引き起こす。悪影響が最も大きいのは神経系で[4]、タリウム中毒が脳幹神経節の一部を傷つける可能性があるからだ。脳のこの部分が損傷を受けると、会話・動作・姿勢に障害が起きる。

残念なことに、ケールやキャベツのようなアブラナ科の野菜は、土壌からタリウムを吸収する力が並外れて高いことが昔から知られている。2016年にチェコの研究者が発表した査読済み論文によって、ケールのタリウム吸収力の高さが確認され[5]、2013年の中国の研究もキャベツについて同じことを見いだしている[6]。

アブラナ属の植物のタリウム吸収力が非常に強い点に注目した中国人研究者が、2015年に土壌のタリウムの浄化にキャベツが使えることを明らかにした[7]。言い換えれば、キャベツが土中のタリウムをすべて吸い上げ、土壌が無毒化されたのだ。あなたが今後もし、ケールのスムージーか従来型栽培によるキャベツのコールスローをすすめられたら、一度、その中に含まれているかもしれないタリウムについてよく考えたほうがいい。

そのほか、水銀もよくある毒素の1つで、体内組織に少しずつたまっていく。水銀の蓄積が、高血圧・心血管疾患・神経毒性につながることは科学的に確認されている。[8] 水銀はまた、認知機能や運動能力に障害をもたらす可能性もある。特に厄介なのは、水銀が海洋の魚類に含まれていて、人間はオメガ3脂肪酸を摂取するために魚を食べなければならないことだ。魚を食べすぎると、同時に水銀をたくさん摂ることになってしまう。

魚の体は僕たち自身の体にたとえられる。人と同様、魚は年を取っているほど、組織内に蓄積している重金属が多いからだ。そのため、大きなメカジキ・サメを食べるのはよくない。これらの魚は100年以上生きることがあり、水銀を含む小魚を食べるたびに水銀が体内にたまっていく。同じように、あなたがもし自分の能力で100年以上にわたって心身ともに元気はつらつとしていたいと思うなら、100年間も蓄積され続けてきた水銀・鉛などの金属が自分の脳に付着するのは避けたいはずだ。

ところで、人が水銀に触れる最大の要因は自分が作り出したもので、歯科の「銀の詰め物」に使う水銀アマルガムだ。そこには水銀がたっぷりと含まれているので、銀の詰め物が口の外に出てきたら、有害廃棄物として扱わなければならない。もし、あなたの口の中に水銀の詰め物がたくさんあったら、あなたは100%の確率でパフォーマンスを十分発揮できず、また長生きすることもあり得ない。問題は、これらの詰め物を誤った方法で取り除くと、血液の水銀レベルの急上昇を招き、そのプロセスで脳を汚染するかもしれないことだ。だからこそ、水銀を使わず、充填物を安全に取り除く方法に詳しい歯科医にかかることが重要だ。

もう1つ、よく見かける水銀供給源はコンパクト蛍光灯の電球だ。アメリカ政府の安全基準によれば、各電球には多量の水銀蒸気が含まれている。僕はわが子に、学校か友人の家で電球が割れたら、息を止めて部屋から逃げ出すように教えている。だから僕は、自宅にはコンパクト蛍光灯の電球を置いていない。

ここまで述べたことをまとめると、**食べ物や環境がいくらクリーンだと思っても、あなたは日々の生活の中で間違いなく重金属類にさらされていて、それはあなたの体の衰えを加速させ、4つのキラーで死ぬリスクを高めている**[9]。そして年齢を重ねるほど状況は悪化するのだから、今、状況にどう対処するかが問題である。医師が体にたまっている金属の検査をしてくれないからといって、自分で何もせずに漫然と過ごしてはいけない。

28 有毒物を追い出す

これらの有毒物に触れる機会を減らすことが、あなたが最高の体調を手に入れるための正しい戦略だ。ただ問題は、重金属の多くがどこにでもあるため、日々の生活の中である程度は触れるのを避けられないことだ。そのため、**定期的に重金属類をデトックスし、体内から追い出すことがとても重要だ。**

もし消化系が健康で、体に平均以上に過重な毒素の負担をかけていなければ、自分が消化した金属類の大半を排せつ物として除去できるだろう。だが、重金属のごく一部は脂肪細胞の中にたまっていく。あなたが複利計算に詳しければ、預金口座のごくわずかな金利でも、50年の複利で大きな富を生み出せることを知っているはずだ。同じように、ごく少量の重金属でも50年以上にわたって複利のようにたまっていくと、人体システムの大混乱を引き起こすのだ。

僕は、中毒症状がひどかったために重金属検査を受けられたことを本当にありがたく思っている。検査したことでますますそれを知りたくなり、これらの体を衰えさせる物質を体から排除しようという気になった。もしもあなたに重金属中毒の症状があるか、あるいはあらゆる面で体調が優れなかったら、機能性医学の医師の診断を受けて、安全なデトックスのやり方を指導してもらうのがおすすめだ。

あるいは検査をしないまでも、以下の方法のいくつかを使って金属類を体内から徐々に取り除くことをおすすめする。

29 活性炭で吸着除去

簡単なデトックス法に使えるものとして活性炭がある。活性炭は炭素の一形態で、巨大な表面積と強いマイナス電荷をもっている。活性炭は1万年以上にわたって、中国の医師・アーユルヴェーダの施術者・西洋医学の医師たちによって長年用いられてきた。そして現代においてもなお、救急室での中毒の治療に使われている。

炭が機能するプロセスは吸着と呼ばれ、私たちの体内で合成された化学物質との結合を意味する。体内で炭はプラス電荷をもつ分子でできた化学物質に結合する。**炭がこれらの化学物質に結びつくと、それらの物質はふつうに体を通過し、排出される。**細菌や有毒カビによる天然のものを含む多くの毒素は炭に結合するので、体が害を受ける前に体外に排出することができる。

カドミウム・銅・ニッケル・鉛といった有毒金属を含む食べ物を食べると、それらが体細胞に取りつく間もなく、活性炭が吸着する。

活性炭には体の衰えによって起こる細胞のさまざまな変化を防ぐ効果がある。ある研究では、活性炭によって老齢の実験動物の寿命が平均34％長くなった[10]。人では寿命の延長はそれほど劇的ではないとしても、比較的小さなリスクで確実な若々しさを保つ効果が得られる療法だ。34％もの寿命延長というのは、どんな薬剤治療でも前例がない。寿命の延長というのは人が生存できる最長時間を延ばすことであり、平均寿命を長くすることよりはるかに難しい。

科学者は1980年代から、活性炭が心臓の健康にもたらす効果について知っていた。ある研究で、高コレステロールの患者に活性炭を毎日3回投与したところ、総コレステロールが25％減少し、HDL／LDLコレステロール比が2倍になった[11]。にもかかわらず、心臓病患者に活性炭をすすめる医師はほとんどいない。

何年も前にこの研究論文を初めて見たが、それまでに僕が薬用の炭を見たのは一度だけで、ネパールのアンナプルナ峰の山腹でのことだった。そこではたいていの胃腸障害の症状を和らげるという炭を至るところで売っていたのだ。アメリカに帰ると、活性炭のカプセルはほとんど市販されていなかった。そこで僕は炭パウダーを購入し、ビーカー1杯の水に混ぜて、味のない砂のような飲み物を、顔をしかめて一気に飲み干した。だが翌朝、目が覚めると、明らかにむくみが取れて集中力がアップしたのを感じた。その後、トイレに行ったとき、死ぬかと思った。炭が胃腸を通り抜け、便が下血と同じ黒色になっていたのだ。今、そのことを警告しておいたので、あなたはそのときにくれぐれも驚かないように。

加えて、市販の活性炭サプリの原料はさまざまということも覚えておこう。炭は何かを燃やした結果できたもので、活性炭サプリの中には農場廃棄物からできたものも存在する。また炭の品質もいろいろで、浄水器に入っているような粗いものもあれば超微粒子のものもある。僕が好きなものは、ココナッツの殻を酸で洗って殻に含まれる重金属をすべて溶かしたものからつくった活性炭で、すりつぶして極限まで細かい粒子にしたものだ。粒子が細かいほど、いったん消化された毒素を吸着する表面積が大きくなる。1グラムの活性炭の表面積は950平方メートルから2000平方メートルへと拡大する。[12] つまり、微粒子グレードの炭は普通グレードの2倍の効果があるということだ。そして、微細な粒子は、最強の発がん性物質として知られているカビ毒アフラトキシンと結合することが証明されている。[13] 僕は、アンチエイジング戦略の一環として、また化学物質、殺虫剤、一部の重金属を継続的にデトックスするために、活性炭カプセルをほとんど毎日、空腹のときに飲んでいる。

活性炭サプリを服用する場合は、絶対に処方薬やほかのサプリと一緒に飲まないように注意しよう。炭は多くの物質に結合し、処方薬、ビタミン、ミネラルのような体によいものにも結合する。活性炭を飲んだら、1時間以上空けてからほかのサプリや薬を服用しよう。詳細については主治医に相談してほしい。またもしあなたが抗うつ剤を飲んでいたら、特に気をつけてほしい。抗うつ剤が脳に作用する前に「デトックス」したくないだろうから。

30 クロレラで水銀を排除

動物実験で、クロレラと呼ばれる海藻の一種が腸内の水銀にしっかりと結合することがわかっており[14]、クロレラの摂取をすすめる医師がきわめて多い。僕は、水銀が含まれている魚と一緒にクロレラを摂ると、神経機能に違いが出ることに気づいている。いちばんいい方法は魚料理と一緒に25錠以上のクロレラを飲むことだ。こうすれば、水銀の悪影響をこうむることなく、魚に含まれる貴重な脂肪酸・オメガ3DHAを摂取することができる。

31 モディファイドシトラスペクチンなどの食物繊維

腸から有害物質を排出するごく自然なデトックスの方法は、消化を促すシンプルな食物繊維を摂ることだ。

食物繊維には2つの種類がある。人が消化できない不溶性食物繊維と、腸内の善玉菌のエサとなる水溶性食物繊維だ。健全な善玉菌はデトックスを促すので、それらを育てることが重要だ[15]。これについては後で説明しよう。

善玉菌を養うことに加えて、柑橘繊維の一種モディファイドシトラスペクチン（MCP：柑橘由来の低分子水溶性食物繊維）が、若々しさの保持に驚異的な力を発揮することがわかっている。それは鉛・カドミウム・ヒ素・タリウムを除去する作用に優れている。ある研究では、毎日約15グラムのMCPを5日間飲んだところ、被験者の尿から排出される金属が大幅に増加した。具体的には、体から排出されるヒ素の量が130％増え、カドミウムの値は150％、鉛の値は560％増えた[16]。

それだけでも体の衰えを防止するのに効果が見込めるが、これに加えてもっとよいことがある。MCPは体内でがんが増殖する能力を弱めるのだ[17]。

ちなみに僕は9歳と12歳のわが子には、週に1回、MCPを約5グラムずつ与えている。成人では、低用量処方は1日5グラムを数カ月、高用量なら1日おきに15グラムを1年間だ。僕自身は1日おきに15グラムを1年間飲んで、それから維持用量として2日おきに5グラムを服用している。味がマイルドなので、朝の完全無欠コーヒーに入れるか、グラス1杯の水に入れてかき混ぜただけで飲んでいる。金属デトックスを続けて心疾患・がん・腎臓病のリスクを減らすメリットを考えると、十分価値がある。

32 薬、サプリに頼らないデトックス

人の体には、点滴やサプリなどを一切必要としない天然のデトックス能力が備わっている。それは発汗作用だ。汗をかくことには体の冷却作用だけでなく、重金属類や生体異物、つまり少量ではあるが無視できない量のプラスチックや石油化学製品などの異物を取り除く効果がある。2012年に50件の研究報告を体系的に調査したレビューによって、汗をかくと鉛・カドミウム・ヒ素・水銀の除去に役立つことが明らかになった[18]。これらの金属が体に多くたまっている人には特に有効だ。

僕は、赤外線サウナで汗をかくことをおすすめする。レストランの食事に汚染食品が多

体に蓄積した重金属をデトックスする方法

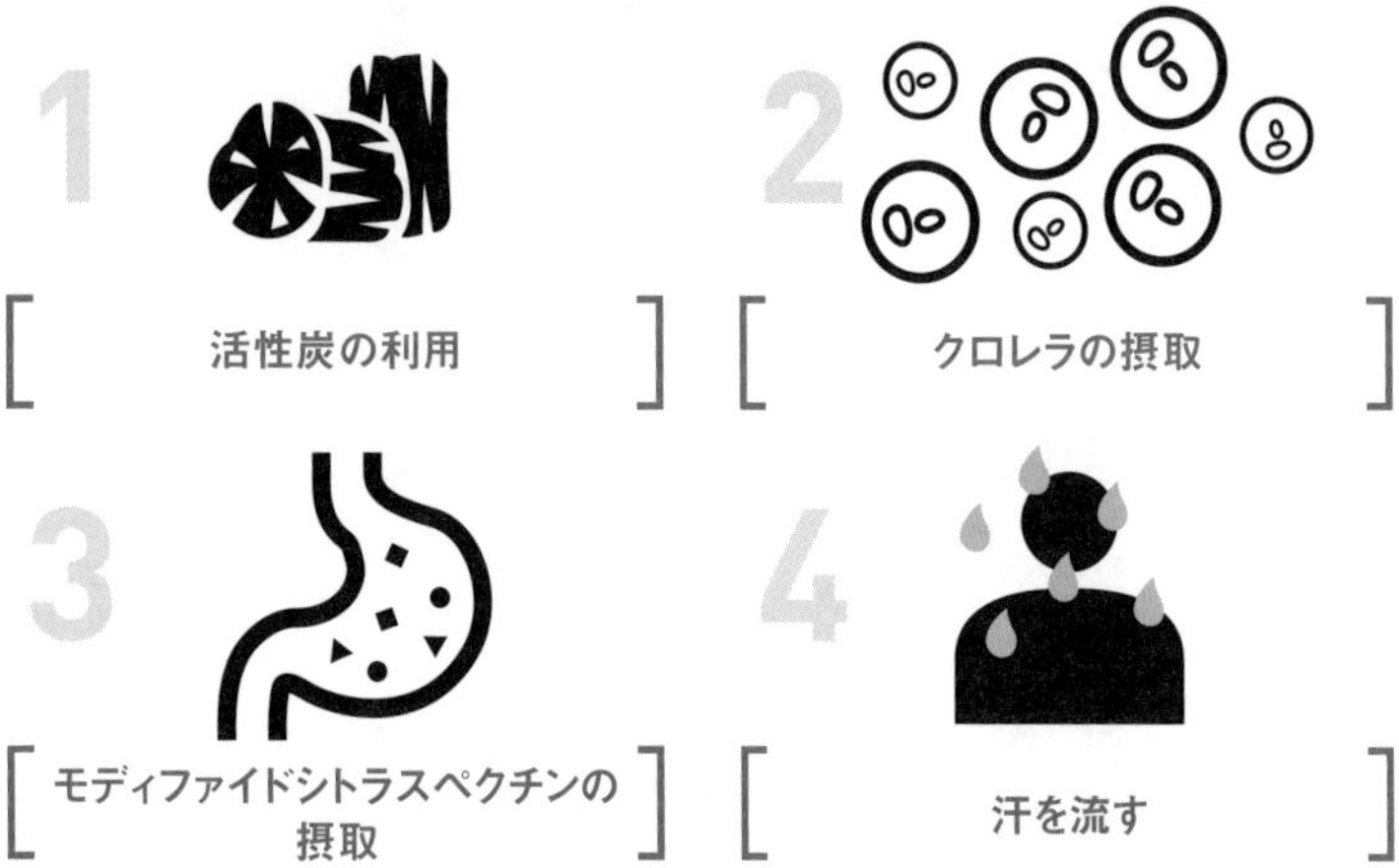

いのがわかったときなど、何か有害物にさらされたと感じたら、僕はいつも赤外線サウナに1時間入ってデトックスを行うのを習慣にしている。ただし、忘れないでほしいのは、汗をかくと電解質や微量元素が体内から失われることだ。だからサウナに行くときには、水分と塩分（ヒマラヤのピンクソルトなどのミネラルを豊富に含む天然塩が好ましい）をたくさん摂ることが大事だ。

　もちろん、昔ながらの運動という方法で汗を流すのもいい。運動はリポリシス（脂肪組織の分解）を活性化し、それによって脂肪組織に蓄えられた重金属が放出される。僕のおすすめは、高強度インターバルトレーニング（HIIT）を週に1〜2回行ってリポリシスを活発にすることだ。運動には、ほかにもたくさんの若返り効果がある。研究によれば、定期的に激しい運動をする成人のテロメア（63ページで説明した、染色体の末端にある保護キャップ）はかなり長いことがわかっている。そのため、定期的に運動する人はほかの同じような人より細胞レベルで10年若い[19]。

毒素を集めてもよいのは、体がそれを本当に除去できるときだけだ。**毒素を体のほかの部分に移動させずに、必ず体外へ排出しよう。**運動すると代謝がよくなって、肝臓や腎臓への酸素の供給が増え、脂肪細胞から放出される毒素をろ過して取り除く能力が高まる。ただ、リポリシスは、肝臓や腎臓の補助サプリと組み合わせると効果が大きくなる。この1つがD-グルカル酸カルシウムで、体内でグルカル酸に変化して肝臓内の重要なデトックス経路を支える。活性炭と同じようにグルカル酸は体内の毒素を探し回り、それに結合して除去するため、早すぎる衰えを防ぐことができる。また、運動する前やサウナに入る前に活性炭を飲むのも、脂肪細胞から放出される毒素を吸い取るのに効果的だ。

リポリシスを活性化させるもう1つの方法は、栄養的にケトーシス状態になることだ。ケトーシスは、特に断食中に、リポリシスを誘発するきわめて効果的な方法だ。ケトーシスの絶食状態になると、あなたの体は燃料のケトンをつくれるように蓄えた脂肪を分解する。重金属類は脂肪細胞に蓄積されているので、ケトーシスになれば、デトックスの速度を上げることができる。2日間断食をするか、あるいは食事の大部分を脂肪にして、適度のタンパク質を摂り、炭水化物をほぼゼロにするとその状態になる。これに挑戦するなら、活性炭かD‐グルカル酸カルシウム、またはその両方で毒素を吸い取ってデトックス効果を高めよう。

僕はときどき長めの断食をして、デトックスとアンチエイジングの成果を上げている。最初は難しそうに聞こえるかもしれないが、いったんあなたの体が脂肪を燃料として分解することに慣れた状態に変わると、まったく苦痛ではなくなる。その上数日、料理に時間を使わなくて済むのもうれしい。飢え死にを恐れずに断食を実践できる能力は、ヤバいコンディションならではのパワーだ。

ポイント

- デトックスを促進して体内金属の悪影響に対抗するサプリを飲み、抗酸化物質のレベルを高めよう。
- 1日500ミリグラム～5グラムの活性炭、1日5グラムか1日おきに15グラムのモディファイドシトラスペクチンの両方もしくはどちらかを、食事や服薬から時間を空けて飲み、暴露される金属を定期的に捕捉しよう。魚を食べるときはクロレラ錠剤を服用しよう。

第8章

活力をたぎらせる

26ページでお話ししたように、僕がアンチエイジングの専門医の診察室で最初のホルモン検査を受けたのは26歳のときだった。検査結果を見ると、テストステロン値が低くてエストロゲンは正常値よりはるかに高く、男なのにバストが大きくなるほどだった。さらに僕は、甲状腺ホルモンが並はずれて低いことがわかった。このため、医師に生体同一性ホルモン（体内ホルモンと化学構造が同一のホルモン）のテストステロンと甲状腺ホルモンを処方してもらったところ、人生が好転した。これらのホルモンが外見、感じ方にどんなに大切か、さらには自分の仕事や生き方を好きになるためにどれだけ重要であるかについて、自分の経験にもとづいてあなたにお伝えしたい。

あなたが何歳になっても、自分のホルモンレベルが理想的な値かどうかを確かめることにはメリットしかない。75歳のときに75歳として「正常な」ホルモンレベルにしたいというのでもかまわない。僕は75歳になっても、25歳のホルモンレベルを上手に維持しているはずだ。それまでに自分の生体システムをアップグレードして若者並みのホルモンをつくっているか、最高のコンディションを体感できるホルモン補充を続けているからだ。

33 体調の司令塔・ホルモン

ホルモンは、体内のさまざまな分泌腺や臓器に重要なメッセージを届ける化学物質だ。特に、甲状腺・副腎・脳下垂体・卵巣・精巣・膵臓を支配している。実のところ、ホルモンは一般に知られているよりずっと多くの調節機能を担っている。ホルモンバランスが乱れると自覚症状があらわれるが、その自覚症状は数えきれないほどたくさんある。

健康状態が悪くない限り、従来型医療を行う医師にホルモンレベルを検査してもらっても、おそらく「年齢相応の正常範囲です」と言われるだろう。だが僕に言わせればその「年齢相応」は、重大な危険信号だ。理想を言えば僕は、自分のホルモンが実年齢ではなく自分が感じていたい年齢の正常範囲であってほしい。ホルモンが生殖年齢を超えた人の正常範囲だということは、ゆっくりではあるが着々と死に向かっていることを意味しているからだ。あなたが自分の運命をあるがままに受け入れ、40歳そこらで坂道を転げ落ちはじめるのを止めるつもりはない。ただ、**よい習慣を日常に取り入れることで、自分のホルモンを絶頂期の人のレベルに維持することもできるのだ。**

テストステロンの働き

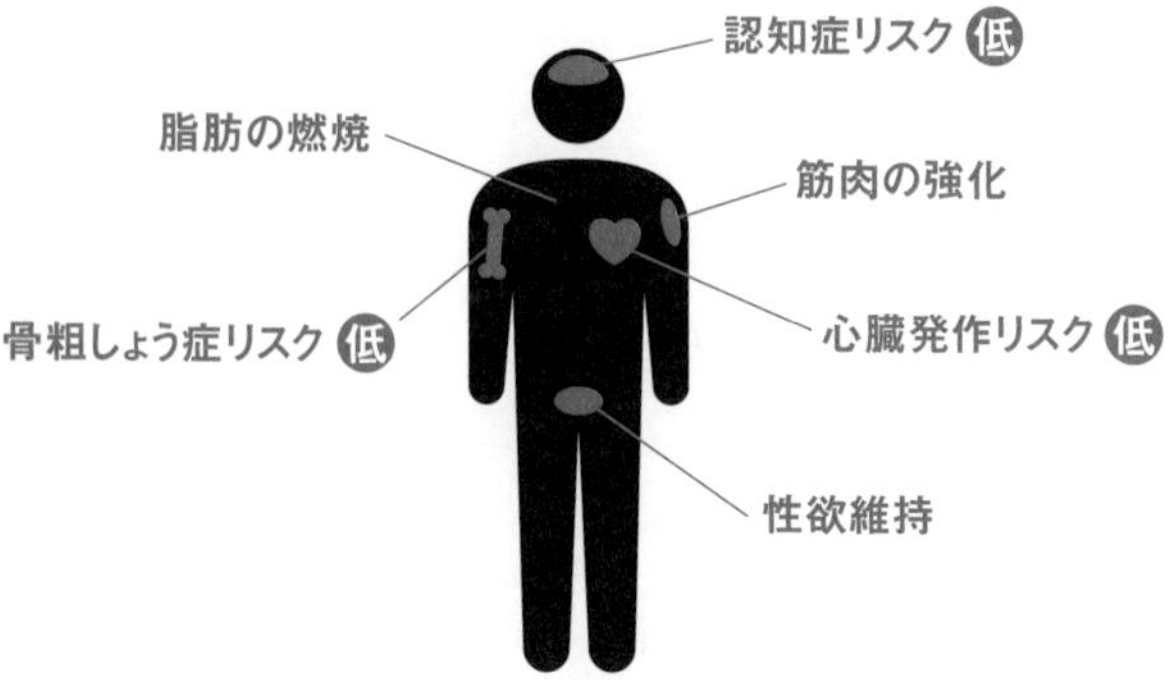

多くの点で、加齢によるホルモンレベルの自然な減少が老化のプロセスを進ませる。男女ともに年を取るにつれて、プレグネノロンとデヒドロエピアンドロステロン（DHEA）という2つのプレホルモン（前駆体ホルモン）——この2つが体内でテストステロン、エストロゲン、プロゲステロンというほかの主な性ホルモンに変換される——の産生が次第に減少する。したがって、DHEAが減るとこうしたホルモンも減少するため、皮膚の老化[1]・体脂肪の増加・筋力低下・骨密度低下・睡眠障害が起きやすく、また性機能障害に悩まされることも多い。

今日、閉経後の女性は、性ホルモンが不足した状態で人生の3分の1を過ごすことになる。それ以前のプレ更年期でも、女性の3分の1が性的快感を得ることが難しくなっている。平均的な女性は40代前半にプレ更年期を迎えるが、[2]それは性的快感だけの問題ではない。がん・心臓疾患・骨密度の低下などを防ぐにはエストロゲンが有効だが、その頃からエストロゲンの産生量が減少するため、これらの疾患にかかりやすくなる。**女性だけではなく、男性もエストロゲンが必要で、中年になってそれが低下するとやはり同じリスクに直面する。**

テストステロンも男女の体内で、あなたが考えるよりもっと多くの働きをしている。このホルモンは男女を問わず、脂肪の燃焼・筋肉の強化[3]・健全な性欲の維持を促す。テストステロンが低い男性は、骨粗しょう症・軽度の認知障害・認知症を引き起こしやすい。

また心臓発作を起こす男性はテストステロン値が低いので、その値を適切に保つことでリスクを避けられる。[4]テストステロン補充療法を受けた8万3000人の老齢男性を対象としたある調査によって、すべての原因による死亡リスクが低下していることが明らかになった。[5]

34 質の悪い食事と環境汚染物質に注意せよ

体が衰えていくプロセス自体がホルモンの変化を引き起こすが、ホルモンバランスが崩れる要因はそれだけではない。代表的な2つの原因は、質の悪い食事と環境汚染物質にさらされることだ。**要するに、現代人の生活スタイルはホルモンに優しくない**。実際、アメリカ人男性の血清テストステロンの平均値は、ここ数年にわたって毎年約1%ずつ低下している[6]。

あなたの体内のテストステロンは以下のプロセスでつくられる。

コレステロール→プレグネノロン→アンドロステンジオン→テストステロン

まず、テストステロンはコレステロールからつくられる。実は、ありとあらゆる性ホルモンがコレステロールから合成されるのだ。これが、「心臓によい」低脂肪・低コレステロールの食事が恐ろしいほど体の衰えを進行させる理由の1つだ。研究によれば、飽和脂肪酸・多価不飽和脂肪酸・コレステロールを摂取する男性は、低脂肪食を続けている人よりテストステロンの値が高いことが確認されている。[7]

一方、炭水化物はホルモン、特にテストステロンを激減させる。にわかに信じられないかもしれないが、コーンフレークやクラッカーのような誰でも食べる何種類かの高炭水化物食品は、1世紀前に男性の性欲を弱めるために発明されたものだ。ケロッグとグラハムはあらゆる社会問題の根底に男性の性的欲望があると考え、性衝動を減らす淡白な食品の製造に乗り出した。そうした低脂肪の穀物ベースの食品は、テストステロンの低下に驚異的な効果を発揮する。

食事でテストステロンを自然に高める2つの鍵は、脂肪を十分食べることと正しい種類の脂肪を食べることだ。1984年から30人の健康な男性を調べた研究では、被験者は脂肪分40%(多くは飽和脂肪)の食事から、脂肪分を25%(多くは不飽和脂肪)に減らし、カロリーの違いを補うためにタンパク質と炭水化物を増やした食事に切り替えた。するとそれから6週間後、彼らの平均血清テストステロン、フリーテストステロン、それにアンドロステンジオン(テストステロンの合成に大事なホルモン)の値はすべて著しく減少した。[8] ちなみに、低脂肪食が健康的だという考え方は、1970年代の半ば、テストステロンが全国的に減りはじめる直前に盛んになっている。これは偶然の一致とは考えにくい。

低脂肪食以外の洋食の問題点は、ホルモンをつくるために必要となる重要なミクロ栄養素、特にビタミンDが欠けていることだ。ビタミンDはテストステロンをつくるのに必要不可欠である。前に説明したように、今ではほとんどの人が、紫外線を避けすぎてビタミンD不足になっており、これがテストステロン減少の大きな要因であると考えられる。

2010年に発表された研究では、2000人以上の男性を対象に、ビタミンDとテストステロンの値を1年にわたって調査した。その結果、ビタミンDの値が健全な男性は、ビタミンD不足の男性に比べてテストステロンが高く、性ホルモン結合グロブリン（SHBG）の値は低いことが明らかになった[9]。SHBGはホルモンに結合するので、細胞はホルモンを使えなくなる。そのためSHBGが過剰にあると、テストステロンのレベルが下がるのだ。

この研究結果においてほかに興味深いところは、男性のテストステロンの値が3月（冬の終わり）に最低、8月（夏の終わり）に最高になることだ。日光への暴露がビタミンDの産生に影響して、ビタミンDが作り出される量が季節によって異なるのは避けられない。人のホルモンの多くは自然のサイクルに合わせて上下している。ホルモン補充療法が一筋縄ではいかない理由の1つはこのためだ。あなたがピル（経口避妊薬）を毎日1錠ずつ飲んだら、自然の流れに合わせて体内で繰り返されるホルモンの自然な増減リズムを体験できないだろう。

ここで僕があなたにすすめたいのは、ビタミンDの産生レベルを調べる血液検査を受け、もし不足していたら、質の高いビタミンD3のサプリメントを飲むことだ。D3を飲むときには、ビタミンK2とビタミンAも一緒に飲むようにすれば、よい相乗効果が期待できる。また、亜鉛の値にも注目しよう。亜鉛の摂取が不足するとテストステロンの減少につながるからだ。もしあなたの亜鉛の値が低ければ、牧草の餌で育てられたグラスフェッド家畜の赤肉を増やし、オロチン酸亜鉛のサプリを飲もう。

標準的な洋食がホルモンに及ぼす影響に加えて、今では、内分泌かく乱化学物質（環境ホルモン）がこれまでになく環境の中に広がっている。人気の高いデオドラント・ローション・シャンプー・コンディショナー・シェービングクリームなどのパーソナルケア製品の多くには、内分泌かく乱化学物質、つまり体内のホルモンの効果をまねる、あるいはホルモンの働きを妨げる化学物質が含まれている。最悪の犯人はフタル酸エステルとパラベンだ。フタル酸エステルはエストロゲンと同様に脂肪細胞に蓄積する。[10] パラベンのよくある4つのタイプ――メチルパラベン・エチルパラベン・プロピルパラベン・そしてブチルパラベン――にはすべてエストロゲン活性がある。つまり、パラベンがエストロゲン受容体に結合し、身体機能におけるエストロゲンの働きが変わってしまうのだ。[11]

特に女性に関しては、ホルモンをかく乱させるもう1つの大きな原因がある。それについて触れるのはタブーになっているが、答えは「ホルモンによる避妊」だ。自分の生体システムをコントロールするために技術や化合物を使うことは基本的な人の権利で、あらゆる形の避妊もそれに含まれる。しかし、避妊法の中には健康を維持するためによい方法とそうでないものがある。残念なことに、ピルは後者であり、服用すると体が衰える。ピルには合成のエストロゲンとプロゲステロンが含まれていて、これが全身の多くのプロセスを調節する下垂体ホルモンのレベルを低下させる。そのため、卵巣機能の抑制によって妊娠が妨げられるだけでなく、テストステロンの産生も減らす結果になってしまう。

男性ホルモンとして周知されているテストステロンは、性的欲望や性的触れ合いへの感受性を高め、オーガズムに達するために女性にも不可欠だ。2010年、ドイツの研究者は『ジャーナル・オブ・セクシャル・メディスン』誌（性医療に関する国際的な科学誌）に論文を発表し、ピルが血液中のテストステロンのレベルを著しく低下させ、セックスへの関心と喜びを減少させていることを明らかにした[12]。セックスをしないことは避妊に有効かもしれないが、それは多くの女性がピルを服用するときに望んだ避妊のやり方ではない。

また、ピルなどのホルモン避妊薬には、大量の合成エストロゲンも含まれている。このエストロゲンに似た物質が体内を通過するのを体が感知すると、肝臓がＳＨＢＧの産出を急速に高める。SHBGは、過剰な性ホルモンに結合して人体に大惨事を起こさないようにするタンパク質だ。

問題はSHBGが余分のエストロゲンだけに反応するわけではないことだ。いったん放出されると、それは見境なくエストロゲン・テストステロン・ジヒドロテストステロン（DHT：重要な性ホルモンの1つ）のすべてに取りついてしまう。そのためにこれらの性ホルモンは大幅に減少し、そこに、ホルモン避妊薬が新たなエストロゲンを毎日大量に送り出すのだ。ホルモン避妊薬を飲むのをやめるとSHBGの値は元に戻るが、研究によれば、わずか6カ月ホルモン避妊薬を飲んだだけでも、服用をやめてから6カ月間はSHBG値が高い状態で維持されてしまう[13]。

繰り返すが、避妊は個人の自由だ。しかし、経口避妊薬は十分な知識をもたず、使い方を誤るとあなたの人生を何年も縮める可能性がある。だがこの本を読んでいる方の中には何年もピルを使っている人もいるだろう。こうした人は、ここまでのところで、パニックになる必要はない。ホルモンを調整し、バランスを取り戻し、いつまでも若々しい体でいるのは可能だ。現に僕の妻がそれを証明している。

2004年、僕がチベットのハイキング旅行から戻った直後に、アリゾナ州で父親と一緒にドライブをしていると、アンチエイジングと自閉症の研究団体の友人から電話がかかってきた。「デイヴ、どうしてもこのカンファレンスに一緒に来てほしいの」と彼女は言った。彼女はアメリカ抗加齢医学会のメインイベントに出席しており、それは僕にとってはオリンピックのようなものだった。健康維持・増進に関するライフハックに強い関心をもっていた僕は、そのカンファレンスに出席したいと前から思い続けていた。ちょうどラスベガスで開催されていたので、偶然にも僕は近くにいたわけだ。

数時間後、僕は友人のホテルの部屋に入り、有名なディートリッヒ・クリンクハルト博士と、ラナという名の美しいスウェーデン人救急医に会った。ニューメキシコから直行でやってきた僕も、グランドキャニオンから直接来たラナも、お互いハイキング用の服を着ていた。その時僕たちは一緒にハイキングに出かける約束をして、それ以来、一緒に暮らしている。

ラナに初めて会ったとき、彼女はガリガリに痩せていて、絶えず寒気を感じ、ホルモン異常で卵巣が肥大する多嚢胞性卵巣症候群（ＰＣＯＳ）を患い、妊娠できないと診断されていた。ラナはもう37歳になっていたので、ホルモンを回復させて無事に子どもを産むのは難しいことがわかっていた。でも、僕たちはその課題に一緒にチャレンジしたかった。

最初に、僕たちはラナの食事の改善に取り組んだ。エストロゲンに似た作用をする豆乳と炎症性オメガ6脂肪酸を多く含むアマニ粕をやめて、代わりに、卵黄・ココナッツオイルとMCTオイル・グラスフェッド肉からヘルシーな飽和脂肪酸を摂ることにした。それから彼女のパーソナルケア製品などの環境を整え、ストレス管理にも取り組んだ。

1年もしないうちに、ラナは体重が7キロ近く増えて、活力がみなぎり、体が温かく感じられるようになり、PCOSの症状は消えはじめた。この習慣を続けた結果、不妊治療を受けることなく2人の子どもを授かった。彼女の不妊を治すのに参考にした研究は、僕たちの最初の著書『The Better Baby Book』に掲載した。また近頃は、ラナが開業医として不妊に苦しむ多くの女性を支援するために同じアドバイスを行っている。

あなたが将来子どもをもつか否かにかかわらず、人間の体は生殖できなくなるとたちまち排除されるようにできているので、可能な限り生殖能力を維持できるようにしよう。高齢になっても、ホルモンが自分の体に、あなたはもう生殖年齢を過ぎたと宣言することのないようにしよう。

35 ホルモンをハックする

うれしいことに、**ホルモンをハックするために、日常生活の中で誰もが実践できる簡単な方法がたくさんある。**強調したいのは、これまで本書で紹介してきた死亡リスクを避ける実践法は、すべてホルモンバランスの改善にも役立つということだ。たとえば質のよい睡眠を取ること、正しい食べ物を摂ること、ジャンクライトなどの環境毒を避けることなどはすべて効果的である。

36 運動でテストステロンのギアを上げる

運動するとテストステロンを簡単に上げることができるため、最高のコンディションになるための最も強力かつ最も手軽な実践法と言えるだろう。筋トレをすると、男女を問わず、テストステロンとヒト成長ホルモン（ＨＧＨ）が急増する。[14] また、きわめて激しい運動で自分を限界まで追い込んで短時間休みを入れるＨＩＩＴは、男女を問わず、テストステロンとＨＧＨをより一層高める効果がある。[15] 時間が足りないか、毎週末ジムで1時間過

ホルモンハック

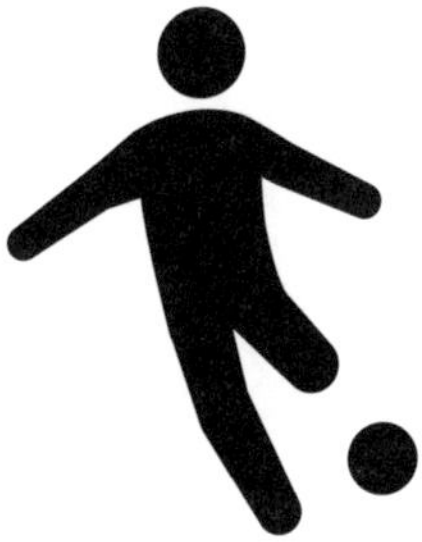

1 ［運動をする?］

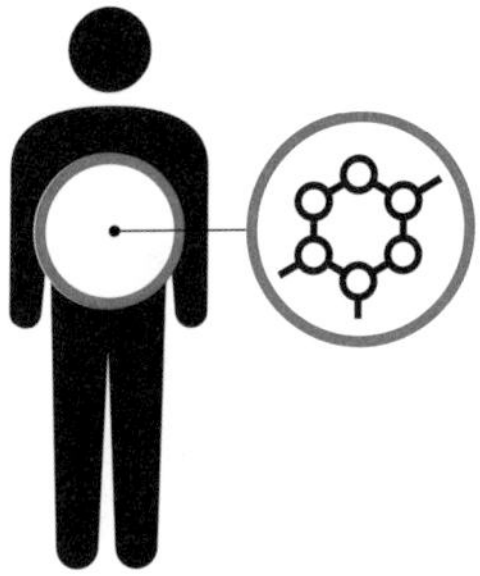

2 ［L-チロシンの摂取］

ごすことすら面倒な人にとってはおすすめだ。

長時間のランニングまたはサイクリングなどといった持久力トレーニングとHIITにはどちらにも、ホルモンレベルを高め、テロメアを伸ばす効果がある。[16] 僕は効果の高いHIITのほうが好きだが、どちらの方法も最高のコンディションを保つのに役立つ。

いずれの運動をするときも、**運動と運動の間には必ず休憩時間をつくり、睡眠を十分取るようにしよう。**

37 L-チロシンで代謝とエネルギーを操る

甲状腺は体の主要な自動エネルギー調節器で、そこから出されるホルモンが体の代謝とエネルギーの使い方をコントロールしている。甲状腺の機能は年を取るにつれて衰えることが多く、甲状腺ホルモンの産生が低下する。この現象は若い人たちの間でも増えている。実際に僕は、20歳の若さで甲状腺の機能不全から早期老化の症状に苦しむ人たちを目にしてきた。甲状腺が最適に機能せず、甲状腺ホルモンを適切に作り出さないと、疲れや倦怠感を抱き、急に自分が高齢になってしまったような気分になる。甲状腺ホルモン値が低い人は心臓病を発症するリスクも非常に高く、女性の場合は受精能力に問題を生じるリスクが高まる。

もしあなたがよく寒さを感じて、皮膚がひどく乾燥している場合は、機能性医学の医師に甲状腺の総合検査をしてもらうことをおすすめする。甲状腺の働きが低下している、またはある種の甲状腺ホルモンから別の種類への変換に問題があるという検査結果が出たら、L-チロシンというアミノ酸を飲むと甲状腺機能が多少活性化し、甲状腺ホルモンの産生が自然に増えることになる。

L‐チロシンは、気分と集中力を制御する3つの重要な神経伝達物質である、ドーパミン・エピネフリン・ノルエピネフリンの前駆体でもある。サプリで補充すると、プレッシャーがあるときの認知機能を改善することができる。[17] 事実、アメリカ軍は戦闘中の兵士にL‐チロシンを服用させたことがある。**多少のL‐チロシンは食事、特に豚肉・羊肉・牛肉・魚から摂ることができる。**食事から摂取すれば、体がタンパク質の合成に使うほかのアミノ酸も一緒に取り入れることができる。サプリで補うと、有益な神経伝達物質をもっとたくさんつくるように体に促す効果がある。

僕がおすすめするのは、1日500〜1000ミリグラムのL‐チロシンのサプリを朝の空腹時に飲むことだ。もし甲状腺ホルモン値が低いか、「基準値内低値」でも症状がある場合は、機能性医学の医師に相談して、少量の生体同一性甲状腺ホルモンを試すのをおすすめする。甲状腺ホルモンが低位境界域だとアテローム性動脈硬化症になりやすく、LDLコレステロールを上昇させるが、[18] 甲状腺ホルモンが適切であれば、いくつになっても活力がみなぎり、ヤバいコンディションを維持することができる。

ポイント

● 糖・大豆・過剰なオメガ6脂肪酸、そして精製炭水化物はやめて、グラ

スフェッド肉・放し飼い鶏卵・エネルギー脂肪から得られる、健康によい飽和脂肪酸を意識的に摂ろう。

●日常生活のなかでホルモンバランスを改善できる簡単な実践法がある。

●週に1~3回、激しい運動をしてテストステロン値を上げよう。運動と運動の合間に、体を十分休ませることが肝心だ。

●L-チロシンなどのサプリメントを飲んでホルモンを健康的な状態にしよう。

●化粧品とパーソナルケア製品を調べて、フタル酸エステルやパラベンを含むものをすべて処分しよう。それらは人の体内でホルモンのように作用して、自然なホルモン機能をかく乱させる。

第9章 腸を呼び覚ます

抗生物質が僕の体の衰えを早めたのは間違いない。僕は幼い頃から20代まで、レンサ球菌咽頭炎と慢性副鼻腔炎に悩まされ、毎月のように抗生物質の治療を受けていた。これらの薬剤のために僕の腸内細菌叢（腸内に棲《す》む何兆個もの細菌、真菌、ウイルスなどの微生物の群生）は劇的に変化した。現在、腸内細菌がどれほど健康を左右し、体が衰えるプロセスに影響を及ぼすか否かが日々明らかになっている。最先端の研究を行う医師や研究者の多くは、消化管にいる細菌が加齢スピードを決めていると考えている。

最新の研究によると、動物は（おそらく人間も）年齢を重ねるにつれて腸内細菌が変化し、血管系が傷つき、硬くなる。高齢のマウスの腸内フローラには炎症を発生させる菌種が多いことが研究で明らかになった。そこで研究者が、抗生物質を使って高齢マウスの腸内細菌を除去したところ、まるで魔法のように血管系の硬さがなくなった。研究者は「青春の泉は実は腸にある」と結論づけている[1]。

２０１６年、イスラエルのワイツマン科学研究所は、人体に約39兆個の細菌性細胞があることを発見した[2]。そしてこれまでに、1000種類以上の固有の細菌が人の腸内に生息していて、彼らはただ生息しているだけではないことがわかっている。こうした細菌は食べ物を消化し、免疫システムを順調に働かせ、腸を感染から守り、環境毒素を取り除き、体のほかの部分と情報をやり取りするために必要なビタミンと化学物質を生成する。前に説明したように、細胞にパワーを与えるミトコンドリアも細菌から進化したのだ。

38 腸内フローラの実力

すべての人の腸内フローラには、ほぼ同じ1000種類の細菌が含まれているが、細菌の構成は人それぞれだ。あなたの腸内細菌は僕のものとは違う。比率の高い菌種もあれば少ないのもある。とはいえ、**若々しい健康体をもつ人の腸にはある特徴がある。たとえば、特定の組み合わせの細菌がいて、何よりも、多様な菌が混ざり合っているということだ**[3]。そして年齢を重ねるにつれてこの組成は変化し、放っておくと残念な方向に進むことが予想される。実際に、バイオテクノロジー会社、インシリコ・メディシンの研究者は現在、腸内細菌の組成だけで人の年齢を4年以内の精度で予測することができる。

胃腸は生きた土に似たエコシステムと考えられる。土は多様な細菌と真菌が複雑に混ざり合ったもので、これらが一緒になって土を肥沃にしている。人間には植物のような根がないので、自分の土を体内に入れて持ち歩いているのだ。土を肥沃にする適切なバランスの細菌がいなければ、そこに植えた植物は枯れてしまう。人間も同様で、微生物のバランスが崩れると急速に体が衰え、体調不良になり、やがて病気になって死んでしまう。

この細菌の混合体の中には、大量の善玉菌以外に悪玉菌も含まれているはずだ。健康な胃腸に棲みついている細菌は、すべて有益なものばかりではない。どんなに健康的な人でも、腸内には何らかの悪玉菌が生息し、場合によっては寄生虫までいることもある。ただ、若くて健康な人の場合、多様な種の善玉菌のパワーが悪玉菌を圧倒するのだ。ポイントは、有害細菌を完全に取り除くのではなく、善玉菌と、悪玉菌とのバランスをうまく取ることだ。

胃腸内に存在する「悪玉」菌や寄生虫がそこまで多くないなら、胃腸の適切なバランスを保つことができる。人類はこうした寄生虫と一緒に進化したので、人の免疫システムは多少ならむしろそれがいたほうがうまく機能するのだ。2005年に僕は、人の体内では繁殖しないある種の寄生虫を取り込むと免疫反応が変化し、実際に炎症が弱まることを示した最初の研究報告を読んだ。これらの寄生虫を補う寄生虫（蠕虫）療法によって制御性

T細胞、つまり免疫システムを調節して自己免疫疾患を予防する免疫細胞の働きが活発化する。[4]

僕はその研究報告を読むとすぐに、タイ産のブタ鞭虫（寄生虫の一種）の卵を注文した。それは目が飛び出るほど高価で、友人は僕の頭がおかしくなったかと思ったようだが、僕は腸を治そうと必死だった。正直に言うと、その卵を飲んでも大した変化は感じなかった。効き目を得るには何回も飲む必要があったのかもしれないが、1回分600ドルも払って定期的に飲む余裕はなかった。

10年が経ち、代謝的に若返ってから蠕虫療法をもう一度試してみた。今回はネズミのサナダムシの幼虫を飲んだが、すぐに炎症が治まり、胃腸の調子がよくなるのを感じた。しかし、**大多数の人には僕が試したような蠕虫療法は必要ない。腸内細菌のバランスがいいと炎症を抑えるからだ。**しかし、過去数十年にわたって、有益な腸内細菌から打撃を受けてきた人間は、抗生物質への過剰な依存・抗菌せっけん・手の除菌ローション・食料に散布する殺虫剤などによって腸内フローラを傷つけてきたのだ。[5]腸内細菌は体の炎症レベルおよび免疫系に直接の影響を与えており、腸内フローラがダメージを受けると、免疫システムが体の健康な組織を攻撃することで生じる自己免疫疾患を起こしやすくなる。

そんなわけで、アメリカ国内で年長者の自己免疫疾患と炎症が過去数年にわたって増え続けているのは偶然の一致ではない。実のところ、ふつうの老化と関連づけられている病気の多くは、根底に自己免疫の異常がある。現在、アメリカの人口のおおよそ20％に当たる約５０００万のアメリカ人が自己免疫疾患を患っている。自己免疫疾患患者に対する標準治療は、免疫系の働きを抑える薬を飲むことだが、そうするとウイルスや感染症と戦うことができなくなってしまう。けれど、その代わりに炎症を抑えて胃腸を治せば、自己免疫を回復することができる。これは特に僕自身のことでもある。若い頃、自己免疫疾患の関節炎と橋本病にかかったが、今ではどちらの症状もすっかりなくなった。免疫抑制剤なんてまったく飲まなくても治ったのだ。

本章であなたに学んでほしいのはそれで、多様な腸内フローラを育む重要性だ。しかしそのためのベストの方法は、あなたの考えとは違っているかもしれない。

39 活力は腸内細菌で決まる

腸内細菌は長い間、あなたとともに生きてきた。母親の産道を通り抜けて、あなたが誕生したときに細菌を初めて取り込んだ。そのため、分娩方法が腸内フローラの組成に影響を与える。研究によれば、自然分娩で産まれた子どもの腸内フローラは母親の腸内フローラに似ている。一方、帝王切開で産まれた子どもの腸内フローラは、母親の皮膚の細菌叢に近いという[6]。皮膚には多様な生態系があるため、皮膚に常在する細菌は腸内に広く分布するものとは菌種が異なる。

新生児がこの世に生まれる方法が長期的な健康に影響するという研究はまだ始まったばかりだ。当然、あらゆる女性が自然分娩で出産することはできないが、帝王切開による出産が引き起こす腸内フローラの変化に対処する1つの方法は、新生児に母親の膣の微生物を塗りつけることだ。この方法の効果については議論が分かれているが、自然分娩なら産道で出会ったはずの細菌に新生児をさらす、比較的リスクの少ない方法である。これを読んでいるあなたは自分がもらった細菌を変えることは難しいだろうが、あなたが家族計画を立てているのなら、この知識を生かしてわが子にヤバいコンディションのファーストステップを踏み出させることができる。

新生児が初めて摂取する栄養源も、乳児期の腸内フローラの形成に大きな役割を果たす。母乳には最大600もの種類の異なる細菌が含まれ、乳児の腸内細菌の多様性を高める[7]。残念ながら、乳児用ミルクにはこうした細菌は含まれない。研究によれば、乳児用ミルクを飲んで育った乳幼児は母乳育ちに比べると腸内細菌の多様性が低く、害を及ぼす可能性のある細菌、クロストリジウム・ディフィシルが多いことがわかっている[8]。

乳幼児の腸内フローラは生後数年の間進化を続けて、乳児用ミルクや母乳から固形食へとスムーズに移行できるようになる。乳幼児の便のサンプルを調べた研究によれば、乳幼児期の腸内フローラは、母乳に含まれる乳酸塩を最大限に利用できる菌種で構成されているが、数カ月すると、固形食を代謝してエネルギーを得る菌種の比率が増加する。つまり、乳児の腸は固形食を消化しはじめる準備をしているのだ。乳幼児が食べる食べ物がどんどん増えると、炭水化物やビタミンの消化に関係する細菌がさらに増殖する[9]。子どもが3歳近くになると、腸内フローラは安定して大人と同じようになる。

この早期の腸内フローラの組成が子どもの免疫システムの成長に大きな影響を与え、大人になってからの健康に影響を及ぼす可能性がある。たとえば、ある種の腸内細菌は、T細胞やB細胞などの免疫細胞の増殖と分化に重要な役割を果たす短鎖脂肪酸を生成し、その免疫細胞から重要な抗体が生み出される[10]。というわけで、誕生から3歳までの期間は健康な腸内フローラと強力な免疫システムを確立する重要な時期だ。悪玉菌が多すぎたり、腸内細菌の多様性がなかったりすると、自己免疫疾患・アレルギー・ぜんそくといった病気につながるかもしれない[11]。

最後に、幼児期に抗生物質にさらされることも、腸内フローラの健全性に影響を与える。抗生物質は有害・有益な細菌株を両方取り除き、微生物の多様性にブレーキをかけてしまう。研究によれば、早い時期から抗生物質を使うと、子どもが生涯にわたってぜんそく・湿疹・1型糖尿病などの免疫系疾患を発症するリスクが増える可能性がある。[12] もしあなたが35歳以上なら、医師が抗生物質をキャンディーのように気安く手渡した時期があったはずだ。それはあなたの体の衰えに影響を及ぼしている可能性が高い。

乳幼児期の腸内フローラの組成が、その後の一生で特定の病気を発症する可能性に影響するのは間違いない。実際、研究者は健康を高めるのに不可欠な細菌株をいくつか発見してきた。たとえば、小児ぜんそくを発症する子には有益な細菌であるビフィズス菌などが少なく、カンジダのような真菌や炎症性の代謝物を出す有害な細菌が有益な細菌より多いことがしばしばある。体が衰える7つの原因の根本にはそうした炎症性化合物が存在する。**自分の腸に有害な細菌がいて、幼い頃から自由に動き回っていたら、実年齢以上に体の衰えが進むことになる。**

もちろん、**3歳以後かなり経ってからでも、やり方次第で腸内フローラが改善したり、逆に悪化したりするケースは多い。**たとえ理想とはほど遠いスタートを切っていたとしても、希望が失われたわけではない。腸内細菌をコントロールするのに遅すぎることはないのだ。しかし、人生の最初の数分と何年かの間に起きることが、何十年も経った後の体の衰え方を左右しているというのは面白い話だ。

40 腸内フローラの種類を増やす

何年も前に胃腸の具合がひどく悪くなったので、僕は何とか自分の腸内フローラを改善しようと必死になっていた。実のところ僕は、1998年にわらにもすがる思いで、ロシアに特製のピル型電気刺激器具を注文した。それは電極に電池がくっついたもので、小さくて飲み込むことができた。腸の中を通るときに腸の筋肉が電気で刺激を受け、奇妙な感覚だった。ピルが左足の神経近くにとどまると状況が悪化し、その日の午後はずっと、ユニットがオンになる5秒間隔で足がつってしまい、どうにもならなかった。

それにこりたので、ロシア製の奇妙な医療器具を飲み込むのは断念して、ほとんどの人が最初に試すプロバイオティクスをもう一度試すことにした。世間にはプロバイオティクスの健康効果を謳う宣伝があふれているから、あなたも腸の問題解決にぴったりだと思っているかもしれない。

だが、**残念ながら、市場に出ているプロバイオティクスの多くには、大量のヒスタミンが含まれている。**ヒスタミンと聞くと、おそらくアレルギーを思い浮かべるだろう。アレルギー反応で体にできる化学物質をブロックするために抗ヒスタミン剤を飲むが、ある種の細菌も発酵プロセスによってヒスタミンを作り出す。ヒスタミンは免疫系の反応（つまりアレルギー攻撃によるかゆみやくしゃみ）の一因となるだけでなく、脳にメッセージを伝える神経伝達物質として作用する。人体にはいくらかのヒスタミンが必要だが、ヒスタミンがたくさんありすぎるとヒスタミン不耐症につながり、片頭痛や副鼻腔炎の原因となり、さらに広範囲の炎症を発生させて驚くべき老化を引き起こす。

ヒスタミン不耐症には主な原因が2つある。ヒスタミンを産生する細菌の過剰と、それを分解するジアミンオキシダーゼ（DAO）という酵素の不足だ。もしあなたがヒスタミン不耐症なら、ヒスタミンを含む食物を食べるのはよくない。だが、胃腸を気遣うとき、多くの人はヨーグルトをはじめとする発酵食品など、ヒスタミンを最も多く含む食品を摂ろうとする。細菌は発酵プロセスの一環としてヒスタミンをつくるので、発酵食品には多量のヒスタミンが含まれることが多い。

胃腸を治したい場合、大切なのはどの細菌がヒスタミンをつくり、どれがそれを分解し、

どれが何も影響しないかを知ることだ。腸内細菌の大切さを聞いて何も考えずにプロバイオティクスを飲みはじめる人があまりにも多いが、これは最悪の考えだ。あらゆる人の腸内細菌叢はその人独自のものであり、腸内細菌の適切な組成があなたの体調に大きく影響する。したがって、自分にとって正しい菌種を補充することが大切である。

胃腸を治すためにジェネリックのプロバイオティクスを飲むときのほかの問題は、もしもカンジダ菌のような真菌が異常増殖していたら、プロバイオティクスだけでは問題の解決にならないことだ。プロバイオティクスは細菌の種であって、真菌ではない。真菌の問題があってプロバイオティクスを飲むと、真菌はプロバイオティクスと戦うだけだ。僕は抗真菌薬を60日間飲み続けて、ようやく自分自身のカンジダ菌問題を解決することができた。

ついでに言えば、**ケトーシス状態にしてもカンジダ菌を「飢えさせる」ことはできない。**カンジダは糖分あるいはケトンでも十分生存できるからだ。もしもカンジダ問題があるとわかっていたら、機能性医学の医師に相談して解決することが、アンチエイジングプログラムの成功に不可欠だ。真菌を一掃しないと、あなたの有益な微生物は絶対にその本当の能力を発揮できない。

僕が今こうしてあなたにいろいろな知識を伝えられるのは、数多くの試行錯誤をした結果によるものだ。最初に自分の胃腸を治そうとしたときは、僕も皆がよくやる間違いを犯した。役に立つと思って深く考えずに口に入れたのだ。僕は毎朝の完全無欠コーヒーにフラクトオリゴ糖と呼ばれるプレバイオティクス、つまりプロバイオティクスのエサを加え、それと一緒にプロバイオティクスを飲むことにした。ところが、自分が飲んだプロバイオティクスには、カゼイ菌という、ヒスタミンを生み出す菌種が含まれていたのに気づかなかった。僕は7日間で体重が4・5キロ増え、腸は明らかに炎症を起こしていた。そしてプロバイオティクスをやめると、体重はわずか7日間で元通りになった。体重が増えたのは、脂肪ではなく間違ったプロバイオティクスによる炎症のせいだったのだ。

では、プロバイオティクスを飲む場合、どれを選べばいいのだろうか？　あなた自身にとってヒスタミンの問題はないと思うなら、**サーモフィルス菌やラムノサス菌など、害がなく中立的なプロバイオティクスがおすすめだ。**不健康な腸を回復させ、ヒスタミン不耐症を軽くするには、ヒスタミン産生菌をできるだけ減らして、ヒスタミンを分解する菌を最大限に増やす必要がある。ヒスタミン産生菌には、カゼイ菌・ロイテリ菌・ブルガリア菌などがある。これらの菌はほとんどのヨーグルトや発酵食品・ピクルス・発酵性大豆食品・醤油・魚醤・バターミルク・ケフィア・熟成チーズ・赤ワイン・イースト菌を使ったパン・さらに加工肉・燻製肉・発酵食肉などに含まれている。こうした食品があなたの体に合っていれば素晴らしいが、食後の体調をチェックしてみよう。もし自分にヒスタミン不耐症問題があると感じるなら、これらの高ヒスタミン食品やそれらが含むプロバイオティクスは避けるべきだ。

41 善玉菌にエサを与える

プレバイオティクスの食物繊維は、プロバイオティクスの「前」に来るものだ。簡単に言うと、腸内の善玉菌が好んで食べるものだ。プレバイオティクスを善玉菌のエサにすると、それらの菌はブチラートのような短鎖脂肪酸を作り出し、脳[13]や腸[14]を強化する。プレバイオティクスは、サツマイモ・芽キャベツ・アスパラガスなどから摂ることができる。コーヒーやチョコレートにもプレバイオティクスの食物繊維が多少入っているが、いくつになっても若々しい体づくりへのいちばんの近道は野菜を食べる量をもっと増やすことであり、プレバイオティクスを少し追加することかもしれない。

2019年の『ランセット』誌のレビューで、**プレバイオティクスの食物繊維を食べる**

と4つのキラーを発症するリスクが劇的に低くなることが証明された[15]。その研究によれば、プレバイオティクスの食物繊維の摂取が最も多かった人は、心臓関連死とあらゆる原因による死亡のリスクが15～30％、脳卒中のリスクが16～24％、そして2型糖尿病[16]、大腸がん、乳がん[17]のリスクが19％低下した。つまり4つのキラーのうち3つのリスクが大きく低下したのだ[18]！　4番目のキラー、アルツハイマー病については、プレバイオティクスの食物繊維は腸と脳の炎症を軽減し、ミクログリアと呼ばれる脳の免疫細胞の炎症を抑えることがわかっている。

別の研究では[19]、研究者は2型糖尿病患者に1カ月にわたり毎日10または20グラムのプレバイオティクスの食物繊維を与えた。その結果、インスリン抵抗性、ウエストとヒップのサイズ、LDLコレステロールの値の低下が見られたが、アンチエイジングに最も重要なのは、グリコアルブミンと呼ばれる検査値の変化だった。これは糖が細胞のタンパク質にクロスリンクする際に発生させる損傷を示す直接の指標だ。別の研究では、プレバイオティクスの食物繊維が非糖尿病患者にも同様の作用を及ぼすことが示された[20]。

プレバイオティクスの食物繊維を十分に摂るのが大切であるため、巷では穀類や豆類をたくさん食べようという間違ったアドバイスを聞くことが多い。これらの食品には確かにプレバイオティクスの食物繊維が含まれていて、代謝機能への素晴らしい効果がある。だが残念なことに、『シリコンバレー式 自分を変える最強の食事』で僕が強調したように、それらには同時に植物の防御化合物のレクチンも含まれており、腸の粘膜を傷つけ、炎症や自己免疫疾患を発生させる[21]。**豆類や全粒穀物は血糖値のバランスに効果的だが、腸を傷つけて、免疫システムを損ない、長期的な健康に悪影響を及ぼす**[22]。全粒穀物なら大丈夫と思っていても、穀類に含まれるアグルチニンという化合物、つまり小麦胚芽凝集素（WGA）が腸粘膜を傷つけ、小さな分子が血液中に侵入しやすくなる。つまり、穀類や豆類を食べると、確実に寿命が縮む。しかし他方で、食物繊維を十分に摂らないと、やはり好きなだけ生きることはできない。これは人間が何千年も抱えているジレンマである。

しかし技術の進歩のおかげで、両方のいいとこ取りができるようになった。今、**腸内細菌にエサをやるベストの方法は、野菜たっぷりの食事に少なくとも10〜30グラムのプレバイオティクス食物繊維の粉末を加えることだ**。僕がこれを朝のコーヒーに入れて飲むようにしたところ、僕の体脂肪率は14％から10・1％に落ちた。

いくつになっても若々しい体でいるためには、プレバイオティクスの食物繊維がどのくらい必要なのだろうか。それはまだ、科学的に正確に言える状態ではない。アメリカ政府は1000キロカロリー当たり約14グラムを推奨しており、それは一般的には1日約30グラム摂取するということを意味する。だが、1000人以上の男性を40年間追跡したオランダのある研究によって、プレバイオティクスの食物繊維を1日10グラム増やすと、全死亡のリスクが9%減少することがわかった[23]。イスラエルの別の研究では、1日に25グラム以上の食物繊維を食べた人の死亡率は、食べる量が少なかった人の死亡率に比べて、43%減少した[24]。その研究によると、1日10グラム増やすごとに、死亡率は男性で12%、女性は15%低下した。さらに別の研究は、食物繊維の摂取を1日わずか7グラム増やすだけで、循環器疾患が9%減少することを発見した[25]。

重要なポイントは、プレバイオティクス食物繊維の適正な摂取量は、アメリカ政府が言う「適正量」よりも多いということだ。このアップグレードは、目に見える効果がある。

しかし、あなたにもし小腸内細菌異常増殖症（SIBO）、つまり元々腸のほかの部分にいる細菌が小腸で過剰に繁殖する症状があったら、簡単な無繊維食にして、そのよそ者の細菌を駆除する必要があるかもしれないので、今はこのプランを実行しないでほしい。

42 代わりに使えるレジスタントスターチ

これまで説明したように、**プレバイオティクス食物繊維のメリットの1つは、腸内細菌**

によるブチラートの産生を促進することだ。そして腸内細菌がブチラートの産生を促すには、レジスタントスターチを摂取するのもいいだろう。それはでんぷんの一種だが、まるでプレバイオティクスのような働きをする。[26] レジスタントスターチの名前は消化に「抵抗する（レジスタント）」性質から来ており、人体が分解できないという意味がある。レジスタントスターチは消化されずに胃と小腸を通り抜けて無傷のまま結腸に到着し、そこでプレバイオティクスのような役割を果たすのだ。

レジスタントスターチには4種類ある。

- RS1：種子類、ナッツ、穀類、豆類の外皮に埋め込まれている。つまり、細菌が好んで食べるものだが、腸を傷つけるレクチンに包まれているということだ。
- RS2：未熟なバナナや生のジャガイモに含まれる難消化性でんぷん粒子。
- RS3：白い皮のジャガイモ（ナス科植物で腸を傷つける）や白米といったでんぷん質の食物が加熱されて冷やされるときにできるレジスタントスターチ。
- RS4：人工のレジスタントスターチ。パンやケーキのような加工食品に付いている栄養表示に、ポリデキストリンあるいは加工でんぷんの記載があるかもしれない。これがRS4だ。人工のものがすべて悪いとは限らない。ある研究により、レジスタントデキストリンが女性の2型糖尿病患者のインスリン抵抗性を改善し、炎症を抑えることがわかった[27]。ただ、それが遺伝子組み換え作物ではないことを確認しよう。そうしないと、RS4でグリホサートを取り込むことになる。

レジスタントスターチは、善玉菌のエサとなることによって、4つのキラーからあなたを守ってくれる。2013年の研究報告によると、レジスタントスターチのエサを与えられたマウスは、結腸がんに関わる病変の数と大きさが減少した。レジスタントスターチががんになりかけている細胞を死滅させ、がんに伴う組織的な炎症を抑制したのだ[28]。それは、インスリン抵抗性も低下させる。またレジスタントスターチは消化されないので、血糖値とインスリンの値が上昇しない。2012年の研究では、肥満男性が毎日15〜30グラムのレジスタントスターチを4週間食べたところ、食べなかったグループに比べ、インスリン感受性が増した[29]。**インスリン感受性はインスリン抵抗性の逆であり、若々しい体を維持するために非常に重要なのだ。**

レジスタントスターチは、体重のコントロールにも効果的だ。ある研究では、レジスタントスターチを混ぜたパンケーキを食べた女性は、レジスタントスターチを加えないパン

プレバイオティクス・レジスタントスターチの食物繊維の健康効果

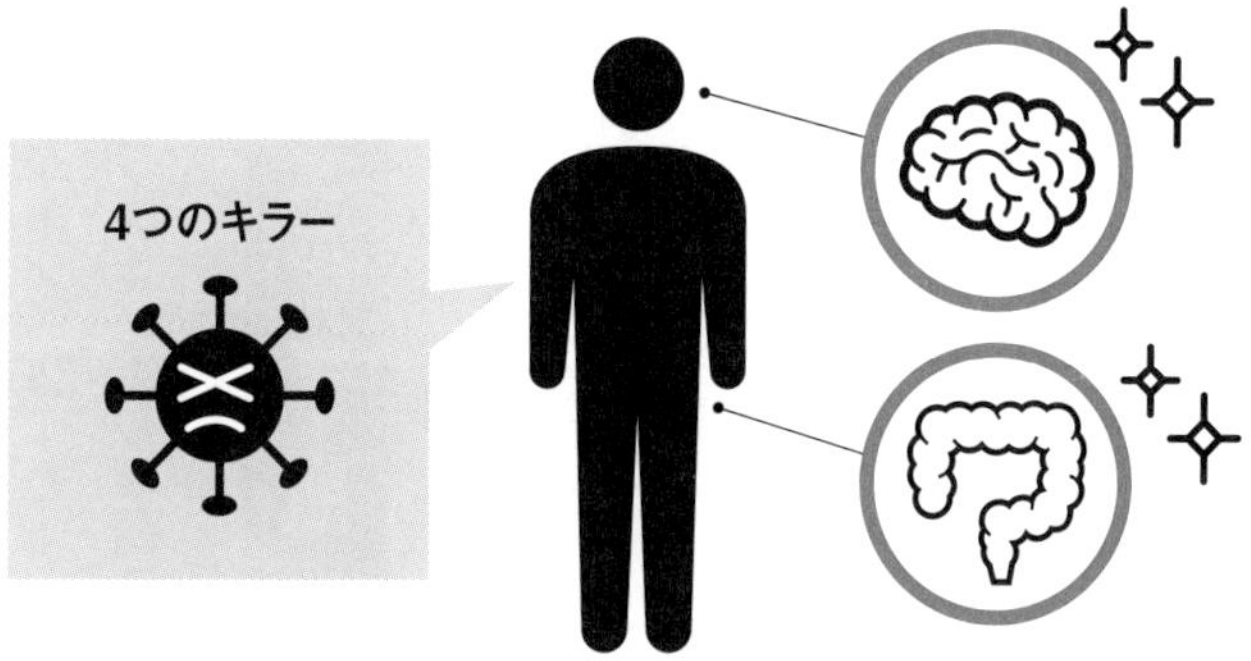

脳や腸が強化され、4つのキラーによる死亡リスクが軽減

ケーキを食べた女性に比べて、食後の体脂肪の燃焼が多かった[30]。肥満の人と痩せた人で腸内細菌の菌種が異なることは何年も前からよく知られている[31]。肥満の人は、痩せた人よりファーミキューテス門の細菌が多く、バクテロイデス門の細菌は少ない傾向がある[32]。これは、双子で1人が肥満、もう1人はそうでないときにも当てはまる[33]。

バクテロイデス門はサプリメントとして購入することができないが、バクテロイデス門がエサとして好むポリフェノールを含むスパイスや野菜を食べて、体内のバクテロイデス門を増やすことができる。ポリフェノールの多い食事を摂ると、バクテロイデス門が活性化して増殖する。一般に、濃い色の野菜ほどポリフェノールを多く含んでいる。濃い緑色・深紅色・紫色・オレンジ色・鮮やかな黄色の野菜はすべて、ポリフェノールの含有量が多い。**コーヒー・お茶・ダークチョコレート・生のハーブやスパイスも非常に優れたポリフェノール供給源だ。**

43 細菌のエネルギー源

腸内細菌の大部分は腸粘膜に棲みついている。腸粘膜は粘液でできていて、体を消化管の内容物から保護し、危険な微生物が血中に漏れ出さないようにするバリアとして働いている。正常なときには、腸粘膜は栄養分を取り込み、病気を起こす病原菌は受けつけない。

腸内細菌自体も、腸粘膜の健全な働きを保つのに役立っている。腸内細菌はプレバイオティクスの食物繊維やレジスタントスターチを食べて酪酸を作り出し、酪酸が腸壁を覆う細胞のエネルギー源となる。これによって腸壁が強く丈夫になり、リーキーガット症候群を予防してくれる。

リーキーガットがあると、タンパク質が血流に入ってアレルギーや自己免疫発作まで引き起こすことがある。さらに細菌やＬＰＳという細菌性神経毒も血流に侵入して、血液中の異物となる可能性がある。それらがいったん漏れ出ると、さまざまな炎症や病変を起こして肝臓や腎臓・心臓にまで悪影響を及ぼす。[34] リーキーガットは、数ある病気の中でも、自己免疫疾患・1型糖尿病・炎症性大腸炎・セリアック病・多発性硬化症・ぜんそくと関係があるとされてきた。[35] リーキーガットで引き起こされる症状で、それほど深刻ではないがよくあるものとして、疲労・にきび・胃痛・頭痛などがある。僕は炎症と炎症による体の衰えの一次原因はLPSだと考えている。ともかく、腸がつくるリポ多糖体の量を減らして血中への侵入を減らさなければならない。

腸壁を保護するには、善玉菌が繁殖するのに必要なエサを与えることが重要だ。2018年に『セル・ホスト・アンド・マイクローブ』誌に掲載された論文[36]は、善玉菌（特にビフィズス菌）は丈夫な腸壁を維持するための栄養源として食物繊維に依存していることを明らかにした。実験によると、低繊維の食べ物を与えられたマウスでは、わずか3日後に腸粘膜の粘液層に小さな穴ができた。食物繊維を十分与えられなかったマウスに、普通の食べ物を与えた齧歯《げっし》類から善玉菌を移植すると、健全な粘液層をつくるのに必要な保護膜が多少回復した。

その後、これらのマウスにプロバイオティクスのサプリを与えたところ、粘液層が成長したが、腸粘膜の浸透性が回復することはなかった。ところが、食べ物にイヌリンと呼ばれるプレバイオティクスの食物繊維を入れると、この組織が修復されたのだ。研究者は、腸粘膜が正しく機能するにはビフィズス菌が不可欠であり、ビフィズス菌はプレバイオティクスの食物繊維によって成長・増殖すると結論づけている。

細菌や有害物質の腸から全身への移動は、現代社会における老齢化の最大でしかも予防可能な原因の1つだ。それは慢性の炎症反応を引き起こしたり悪化させたりして、急速に体が衰える原因となる可能性があり、さらに心の健康問題にさえつながることがある。腸の健康と脳の健康が密接に関連しているためだ。ここ数年で腸と脳の健康に関する研究が盛んになり、腸内で起きていることと、うつ病[37]・自閉症[38]・神経変性疾患などのさまざまな気分や行動の障害[39]との間に強い関連性があることが指摘されている。

2018年の日本の研究では、うつ状態の人の大腸菌をラットの小腸に移植したところ、ラットにうつ状態の行動が見られた[40]。最近の別の研究では、ストレスがかかると腸内細菌が脳の特定部位を活性化する役割を果たしていることがわかっている。研究者は40人の健康な女性の便を分析し、女性たちを腸内細菌の構成に応じて2つのグループに分けた。その上で脳をモニターしつつ、マイナスイメージの画像を見せた。その結果、女性たちの腸内細菌叢の支配的細菌が、マイナスイメージの画像を見ているときに最も活発化する脳の部位を決めていることが明らかとなった[41]。

腸脳軸には今なお知られていないことが多いのは明らかであり、僕はもっと学び続けて知識を得ようとわくわくしている。**ストレスが腸に直接影響することはよく知られている。**ある研究によれば、被験者をストレッサーにさらすと実際に腸内細菌叢の構成が変化し、有益な菌種が減り、病原性細菌が増えた[42]。こうした変化によって、強いストレスを受ける人は、炎症性大腸炎、過敏性腸症候群、胃食道逆流症などの重大な胃腸障害を発症するリスクが高くなるのだ[43]。

そんなわけで、**あなたの腸にはあなたの脳を変える力があり、あなたの脳にはあなたの腸を変える力がある。**そして、あなたがどのように年を重ねていくかをも劇的に変える力もある。何千年もの間、人類は腸の内部の作用を謎と見なしてきた。しかし今や技術とコンピュータのおかげで、謎は解明されてきている。

44 腸をトラッキングせよ

自分の腸を治す必要があるのかどうか、そしてどうやって治すべきかを自覚するベストな方法は、腸の状態を正確に知ること。悪玉菌を飢えさせて善玉菌に栄養を与える最もよい方法は、食事を改善することだ。そして、そのやり方は次のようなものだ。

●穀類、豆類、ナス科の野菜は食べない。それらはすべてリーキーガット症候群のもとになる。

●腸の健康改善のためには、糖の摂取をやめよう。悪玉菌は糖が大好物でそれをエサにしている。SIBOやカンジダ菌の背後にいる主犯は過剰な糖である。

●工業的畜産による家畜の肉は決して口にしないこと。家畜に投与される抗生物質や飼料に含まれるグリホサートが腸に蓄積して腸内細菌に害を及ぼす。

●腸内細菌にプレバイオティクスの食物繊維をもっとふんだんに食べさせよう。ポリフェノールの多いさまざまな野菜を食べ、コーヒーやお茶を飲み、そして少なくとも10グラムのプレバイオティクスの食物繊維を加えよう。僕はブレットプルーフ・インナー・フューエルを毎日50グラム使っているが、単なるアカシア繊維を加えてもよい。

●MCTオイルを食事に加えてみよう。以前お話ししたように、ココナッツオイルに含まれる飽和脂肪酸には抗真菌作用、抗菌作用、抗ウイルス作用がある。僕のおすすめは、ジェネリックのMCTオイルよりもケトン体を増やす効果のあるブレイン

腸内の善玉菌に栄養を与える食事

避けるべき	・穀類、豆類、ナス科の野菜 ・過剰な糖 ・工業的畜産による家畜の肉
摂るべき	・プレバイオティクスの食物繊維 ・MCTオイル ・コラーゲンタンパク質

オクタンオイル（Brain Octane Oil）だ。

●グラスフェッドのコラーゲンタンパク質を増やそう。コラーゲンには腸の粘膜を保護する効果があり、リーキーガットを予防して栄養分の吸収をスムーズにすることができる。[44]骨ガラスープのようなコラーゲンの多い食べ物を食べ、さらにグラスフェッドのコラーゲンタンパク質パウダーをスムージーや完全無欠コーヒーに加えよう。

ポイント

●プレバイオティクスの食物繊維・レジスタントスターチ・ポリフェノールの摂取を増やして、糖をぐっと減らそう。これだけでも腸内細菌のバランスをよくするのに大きな効果がある。

●胃腸に問題があったら、ヨーグルト・ザウアークラウト・昆布茶などの発酵食品を控えて、効果があるかを確かめよう。ヒスタミン感受性があるかもしれない。

パート Ⅲ

回復

ギリシャ神話によれば、人類の知識の擁護者、巨人神プロメテウスが人類に火をプレゼントしたという。プロメテウスは神々から火を盗んで人類に与え、彼らの進歩を助けたのだ。

何か新しいことをすると、いつの時代にも抵抗を受けるものだ。神話では、神々の王・ゼウスを怒らせた。プロメテウスを罰するために、ゼウスは彼を岩に縛りつけて、その肝臓を毎日鷲についばませた。しかしプロメテウスは不死身なので、彼の肝臓はどんなにダメージを与えても再生される。神から与えられた永遠の苦痛は過酷なものだが、見方を変えれば、このエピソードは本書の2大テーマである「イノベーション」と「再生」の関係性を象徴している。幸い、現代のアンチエイジング研究者は肝臓を食らう鷲に出会うことはないが、大勢の反対論者と規制者が際限なく押し寄せ、重大な研究の進展を遅らせようとする抵抗にあうことになる。

僕は心身が回復して最高の体調を手に入れたので、体を再生させて新たな次元の若さを追求する方向をめざした。プロメテウスの肝臓のような文字どおりの再生ではないにしても、少なくとも若者のようになりたいと思った。若い人たちは、活発な幹細胞と成長因子（動物の体内で細胞の増殖や分化を促す内因性タンパク質のこと）が豊富なため、けがや日々の小さいダメージを受けても、たいていの老人よりはるかに効率よく回復できる。逆に言えば、これらが不足していることで、年を重ねると次第に体の痛みがひどくなり、治まりにくいというわけだ。
あらゆる身体機能を若い時の状態を維持したまま180歳まで生きるために、僕はなんとしても自分の体の治癒メカニズムを高めるつもりだ。

そのために、僕はリスクが低く、安価で試すことができる方法へのチャレンジにも余念がなかった。だからこそ、あなたにも多少はチャレンジしやすい方法を伝えることができる。しかし、基本的に、ヤバいコンディションになることは、プロメテウスや火の贈り物を最初に受け入れた原始人のように、未知の領域に危険を冒して足を踏み入れることを意味している。僕は、10代の若者のように、あるいはいつの日か神のように回復するためにを使っている方法をシェアすることにわくわくしている。断固として死を拒否するためにどこまで頑張るか、それを決めるのはあなた自身だ。

第10章 幹細胞から元気になる

アンチエイジング分野の非営利活動に取り組みながら、僕は「幹細胞治療」研究の動向に何年も注目し、どうしてもそれを受けてみたいと思っていた。30代前半の頃、幼いときのけがの後遺症にずっと悩まされてきた僕は、体を治して若々しい状態に戻す新しい方法を見つけたかった。しかし、約10年の間実現することはなかった。当時、こうした治療を受けるには15万ドル以上の高額な費用がかかり、海外に行かなければならなかった。プロの運動選手でも、治療を受けるには熟考が必要なほどだったのだ。

年月を経た今でも、アメリカで認められている幹細胞治療は限られており、しかも制約が多いので効果が限定的で、他国に比べてはるかに高価になっている。効果が絶大だと言われても、以上の理由からきっとあなた自身も、幹細胞治療を受けるにはいくつもの経済的・物質的ハードルが存在するはずだ。でもどうか安心してほしい。**治療のほかにも、幹細胞を増やす方法はいくつもある。**

45 幹細胞を増やすライフハック

最高に簡単で費用もかからない方法の1つがミネラルのホウ素を飲むことだ。具体的には家庭用洗剤のボラックス（Borax）に含まれている。クレイジーだと思われるかもしれないが、1960年代からホウ素で関節痛を和らげられるとする事例報告がされるようになってきた。[1] 今になってようやく、その理由が明らかになりつつある。

研究者が凍結した幹細胞にホウ素を加えたところ、生存能力と骨や軟骨をつくる能力が高められた。研究者は幹細胞が凍結のストレスに耐えるのにホウ素が貢献していると結論づけた。[2] 以降、多くの研究者が一貫してホウ素に関節炎を抑える効果があることを示している。[3] ホウ素が幹細胞の生存力を高め、関節の傷ついた細胞が新しい健康な細胞に置き換えられて炎症や痛みが緩和されるという仕組みだ。ホウ素には、脂肪に蓄えられている幹細胞が脂肪細胞に変化するのを防ぎ、体内のそのほかの用途に用いられるようにする働きもあるかもしれない。[4] 僕は幹細胞若返り治療を受けて以来、関節痛はなくなったが、念のためフルクトホウ酸カルシウム（ホウ素の一種でサプリとしてどこにでも売っている）で補っ

幹細胞を増やすライフハック

実践すべき習慣	・24時間以上の断食 ・短期間のカロリー制限 ・食事の糖質制限 ・ウェイトリフティング ・太極拳をする ・質のよい睡眠
摂るべき栄養素	・ペルオキシソーム増殖因子活性化受容体(PPAR)作動薬 ・ターメリックのサプリ ・レスベラトロール(ポリフェノールの一種)のサプリ ・ビタミンD3、ビタミンC、緑茶のエキス

ている。

幹細胞を増やすための方法はこのほかにも存在する。たとえば次のようなものだ。

- MITの研究によると、24時間以上の断食を行えば、幹細胞の再生能力は2倍に高められる。[5]
- 完全な断食をしなくても、短期間のカロリー制限により幹細胞の活性度は改善される。[6]
- ペルオキシソーム増殖因子活性化受容体（PPAR）作動薬と呼ばれる薬にも、幹細胞の能力を高める効果があるようだ。最も一般的な薬は糖尿病薬のアクトス（ピオグリタゾン）だ。承認適応外の使用だが、幹細胞の能力を高めることができる。同じ働きをする天然化合物はセサミン（ごまの抽出物）と魚油だ。

●食事の糖質を減らし、インスリン抵抗性を改善すること。培養液中で糖質を制限すると、幹細胞は高い自己再生能力と抗老化能力を発揮する。あなたの体でも同じことが起きそうだ。[7]

●重いものを持ち上げてみよう。研究によると、ウェイトリフティングを1セッション行うだけでも幹細胞が活性化される。[8]

●ターメリック（ウコン）のサプリには、生きた動物の体内でも培養液の中でも脳の幹細胞を増殖させる効果がある。[9]

●レスベラトロール（ポリフェノールの一種）のサプリには、幹細胞が未分化のまま増殖するのを促す効果があることがわかっている。[10]

●ビタミンD3・ビタミンC・緑茶のエキスは、幹細胞の循環・産生・反応にさまざまなよい効果を与える。[11]

●中国の研究によれば、太極拳をすると各人の幹細胞の数は3～5倍になった。[12]

●質のよい睡眠を取ることは幹細胞の若々しい体を保つのに役立つ。[13]

46 クロトーで永遠の命を手にする

若者の血液に含まれる貴重な成分の1つはクロトーである。これは主に腎臓でつくられるタンパク質だ。その名前はギリシャ神話の3人の女神のひとり、クロトーにちなんでいて、神話によると、3人の女神はそれぞれの人間の寿命を決めている。

日本人医師、黒尾誠博士は、違う分野の研究を進めている中で、マウスの体にクロトーをつくるように指示する遺伝子のないマウスを作製し、思いがけずクロトーを発見した。そのマウスは正常な寿命の20％しか生きられず、外見的な死因は老衰だった[14]。皮膚にしわが多く、ひどく弱っていて、腎不全と認知機能低下が起きていた。黒尾博士はさらに数年の実験を重ねて、クロトーを通常より多く産生し、20～30％長く生きるマウスをつくることに成功した[15]。

最近の高齢者についての研究により、**クロトーは人間の寿命にも影響することがわかっている**。研究によれば、クロトーの値が最低の高齢者は、クロトーが最高レベルの人々に比べて、6年以内に死ぬリスクが、性別、年齢、健康状態の影響を除いても78％高い[16]。

クロトー遺伝子にはいくつかの自然発生突然変異がある。4分の1から5分の1の人はクロトー遺伝子の変異体（KL‐VS変異体）を1つだけもっているため、血液中のクロトーの値が高い[17]。こうした人は長生きする傾向があり、彼らの脳は前頭前皮質がふつうより大きく、標準のクロトー遺伝子の人より認知機能が優れている[18]。

体内のクロトーの大部分は腎臓でつくられているため、腎臓病患者では血液中のクロトー値の著しい低下が見られる。しかし、腎臓病がクロトーの値を低くしているのか、クロトーの値が低いと腎臓病を起こすのかは、はっきりしない。合成クロトーを急性および慢性腎不全のマウスに注射すると、腎臓の障害や繊維症を軽減して、病気の進行を抑え、回復を促すことは間違いなくわかっている。クロトーの注射は、腎臓病患者の共通の死因である心臓障害と心不全も抑制する[19]。

クロトーと腎臓病に関する研究をきっかけに、クロトーと加齢に伴うほかの病気との関係を調べる研究が始まった。アルツハイマー病患者では、脳脊髄液中のクロトーの値が低下していることが判明した。そして、アルツハイマー病のマウスのクロトー値を増やすと、脳細胞の機能障害が減少し、認知と行動の障害に改善が見られた[20]。若いマウスと年老いたマウスの両方にクロトーを注射すると、認知機能と学習能力が改善した[21]上、肺・乳房・前立腺のがんの腫瘍増殖や転移も減少した[22]。

さらに、2型糖尿病の患者にはクロトー値の低下が見られ、クロトーの不足はインスリン産生の低下と関係している[23]。糖尿病のマウスをクロトーで2週間治療すると、血糖値低下とインスリン値の上昇が見られた。そして最後に、クロトー値が通常より低い高齢者は骨格筋力が低下している[24]。研究者はクロトーが全身の組織の老化を抑制し、筋肉の成長力を活性化すると考えている[25]。

ベテランの起業家で遺伝子検査会社の元CEOでもある友人のジム・プラントは、多発性嚢胞腎を発症して、クロトー・セラピューティクス（Klotho Therapeutics）と呼ばれるクロトーの合成と治療を行う会社を設立した。僕は、彼の最初のモルモットになることを買って出ていて、この本が刊行される頃にはこの治療を試しているはずだ。次のような方法でクロトー値を高めてほしい。

- ストレスを避ける：高ストレス環境は大幅にクロトー値を低下させる。
- 運動する：運動はクロトー値を高める[26]。
- ビタミンD3のサプリを飲む：ビタミンD3を飲んでいる人はクロトー値が増えた[27]。
  （必ずビタミンK2とビタミンAを一緒に飲むこと）
- 血圧を管理する：血圧上昇をもたらすホルモン、アンジオテンシンⅡもクロトー値

を下げる[28]。

● 健康なホルモンレベルを維持する：特に、テストステロン値が高いことはクロトー値が高いことに関連している[29]。

47 一瞬で疲労回復する銅ペプチド

若者の血に強力なアンチエイジング効果をもたらすもう1つの重要成分は銅ペプチドだ。若い頃の血液にはこのアミノ酸の連鎖が大量に含まれているが、年齢とともに減少するのがふつうだ。人体はけがをすると銅ペプチドを放出するが、若い人たちが高齢者よりけがの治りや疲労回復のスピードが速いのはそれと関係していると考えられる。

銅ペプチドの合成は、残念ながら特許を受けることができないため、大きな研究予算の対象にはなりそうにない。ただ、簡単に合成できるので、子どもの血液から抽出しなくても補充できる。銅ペプチドを買って、患部への塗布・あるいは筋肉や静脈への注射・皮下注射として利用できる。**銅ペプチドが免疫細胞と皮膚細胞をけがの部位に引き寄せるので、傷の治りが早くなり、コラーゲンの合成が増えるのだ。**ある研究では、銅ペプチドゲルを患部に塗ると、皮膚潰瘍の回復はプラセボに比べて3倍早くなった[30]。また、銅ペプチドは炎症を軽減し、強力な抗酸化剤として機能する[31]。慢性の炎症が組織の架橋結合につながり、銅ペプチドがあなたを救う。あなたも一度くらいは銅ペプチドについて説明するスキンケア広告を見たことがあるだろう。それはここで話しているのと同じものであり、注射するか皮膚に塗るかの違いだけだ。

銅ペプチドには信じられないほど脳を若返らせる効果もある。ニューロンの成長を早めて神経の連結を強化するのだ。齧歯動物では、銅ペプチドのサプリを与えると認知症の症状が改善される[32]。さらにそのコラーゲン合成効果で、皮膚を引き締め、弾力性を高め、しわや小じわを減らし、皮膚のダメージや老化によるしみ・黒ずみを改善できる[33]。

また、銅ペプチドの注射には、髪の毛の成長を促し、髪の色を維持させる効果まである[34]。ちなみに、僕は老化現象の中でも薄毛と白髪の2つを気にしてしまう。薄毛と白髪は、ある程度遺伝子によって決まっているという。母は20代で髪の毛が完全に白くなり、しかも僕の家系の男性はほぼ全員が禿げている。僕の髪もご多分にもれずここ数年で目に見えて白くなっていて、これ以上はストップさせたい。今さら格好つけているわけではないものの、外見の若さも追求したいのだ。

僕は何が白髪の本当の原因か突き止めようと調査を始めた。そして、原因の1つが銅欠乏症であることを発見したのだ。そこで、血液検査を受けて自分が銅過剰症ではないことを確かめ、銅と亜鉛の比率を決めた上で医師に相談して銅ペプチドを静脈に点滴してもらった。その結果、白髪は大幅に減っているが、これについては次章で詳しくお話ししよう。なおかつ、後退しかけた生え際にも産毛が生えはじめている。僕が180歳になる頃には、白髪ではない髪の毛がふさふさしていることを期待している。

僕は銅ペプチドを局所的に塗ったことでも素晴らしい効果を実感している。銅ペプチドを2％以上含むスキンケア用クリームを探して、肌をもっと若く見せたり、切り傷や打ち身の回復を早めたりした。友人のアンディ・ニロは、銅ペプチドを自社のアリテュラ（Alitura）スキンケアラインに採用していて、彼自身もあごの骨を5カ所も折った恐ろしい自動車事故から、ほとんど何の傷痕も残さず回復できたという。僕は、銅ペプチドとほかの補助因子が含まれているアリテュラゴールドセラムを毎日使っている。

肌の手入れをするのはよいことだが、体の内側から若返るほかのテクニックと組み合わせて使うのがよい。言い古された言葉だが、美しさは内側からにじみ出るものだ。**あなたの細胞が生物学的に若ければ、あなたは若々しい見た目を維持できる**。だから、スキンケアをほかのアンチエイジング技術と組み合わせて回復を早め、体の内側と外側の両方から若返ることを強くおすすめする。

ポイント

- 幹細胞のためにホウ素のサプリ、さらにリストにあるほかの幹細胞強化の手法を検討しよう。フルクトホウ酸カルシウムか食品グレードのホウ素（四ほう酸塩）がよく効く。
- 試しに銅ペプチドを患部に塗るか注射や点滴を受けて、体の治癒能力を高めよう。
- スキンケアとアンチエイジング技術とを組み合わせて回復を早めよう。

第11章 肌と髪に命を吹き込む

48 史上最強のアンチエイジング

ネット検索で「アンチエイジング」と打ち込むと、必ず化粧品のサイトや美容整形手術の広告へのリンクがあらわれる。世間では、多くの人が実際の年齢よりも老けて見えることを恐れるようだ。そんな人に朗報だ。本書のアドバイスを実践すれば、見た目も中身も併せて若々しさを保つことができる。

ミトコンドリアを老化させて炎症を起こす損傷が、目に見える老化の兆候ももたらす。要するに、体の衰えの根源にあるミトコンドリアの老化を止めれば、見た目の若々しさも実現できるということだ。皮膚と毛包が細胞からなり、細胞はミトコンドリアの力で動いているという理屈を考えれば当然である。だから、細胞に老廃物がたまったり、エネルギーを効率的につくれなかったりすると、どんなに高価なアイクリームを使っても老けて見えるようになる。また肌や髪の手入れにどんなに工夫を凝らしても、炎症を起こす食べ物を口にしたり汚染された環境に身をさらしたりしていたら、投資した分のお金から最高のリターンを得ることはできない。

世の中には目に見える老化の兆候をなくすためのテクニックはあるが、問題の根底にあるダメージの原因を取り除けば、はるかによい結果がより早く手に入る。バイオハッキングの第1ルールは、あなたの体を弱らせる（または老けさせる）要素を取り除くことだった。それができれば、その後の実践法で得られる効果がはるかに大きくなる。

49 コラーゲンで肌・関節・骨がよみがえる

年を取っても若々しい肌を保つためには、体の中で若々しいコラーゲンをつくり続ける必要がある。コラーゲンは体内で最も多いタンパク質であり、骨、歯、筋肉、皮膚などの結合組織をつくる構成要素だ。年齢を重ねても若々しいコラーゲンを維持することは皮膚のためだけではない。あらゆる筋肉や組織にも健康なコラーゲンが欠かせないのだ。

人間の体には約30種類の異なるコラーゲンが含まれている。しかしその大部分（80〜90％）はⅠ型、Ⅱ型、またはⅢ型だ。Ⅰ型とⅢ型は皮膚、筋肉、靭帯の構造に影響を与えるものだが、Ⅱ型は軟骨と眼球に存在している。皮膚の80％近くはコラーゲンでできており、真皮と呼ばれる中間層に含まれている。もう1つのエラスチン（弾性繊維）というタンパク質とともに皮膚を強化し、引き伸ばされてもすぐ元の位置に戻るようにする。たるんだ肌、カサカサしてしわの寄った肌はコラーゲン不足をはっきりと示している。

本書で紹介した多くの対策と同様、健康なコラーゲンづくりは若いうちに始めるほどいい。肌の手入れをして老化を予防するほうが、後になってダメージを改善するよりはるかに効果的だ。皮膚のコラーゲンの半減期は15年であることがわかっているので[1]、コラーゲン自体かコラーゲンをつくるサプリで補えば、15年後にコラーゲンが半分になっても、何もしない場合よりはるかに若々しい外見を保つことができるだろう。

コラーゲンの産生は年を取るにつれて減るため、これは必ずやるべきだ。老いは自分が思うより早くやってくる。25歳を過ぎるとコラーゲンの生成量よりも破壊量が増え、顔に最初のしわや小じわができる。そこから、体内のコラーゲン量は毎年1％ずつ減少していく[2]。しかも、それは平均値にすぎず、日光の浴びすぎ・喫煙・過度の紫外線照射などの要因が加わると、コラーゲンはもっと早く減少する[3]。

1％というのは大したことではないように感じるかもしれないが、もし年齢を重ねても若々しい体の持ち主をめざすのであれば、計算上、180歳の誕生日にはコラーゲンはたった16・38％しか残っていないことになる。皮膚が透けて自分の肝臓が見えるのはクールかもしれないが、もっと別の見た目のよさを追求したほうがいい。もしもコラーゲンが減少する早さを50％遅くできれば、100歳になったときに残っているコラーゲンは通常の2・5倍になる。そしてときどき新しいコラーゲンが増えるように刺激を与えれば、あなたは年齢を重ねるごとに自分の外見を好ましく感じるようになるだろう。

そういうわけで、僕はコラーゲンがまだ世の中に広く知られていなかった頃、コラーゲンパウダーを発売・普及させようと懸命に働いた。コラーゲンパウダーは加水分解されている、つまり、人体がコラーゲンの産生を増やすのに必要な主要アミノ酸（グリシン・プロリン・ヒドロキシプロリン）と、それに付随するペプチドと呼ばれるタンパク質の断片への分解がある程度まで進んでいる。だから**コラーゲンパウダーを補充すると、確実に皮膚が若々しく見えるようになる**。研究によれば、コラーゲンのサプリは肌の弾力性や水分補給能力を高め、しわを減らしてくれるだけでなく、結合組織内でタンパク質を生成する線維芽細胞の密度を高めてくれる[4]。

コラーゲンのサプリには、ほかにもさまざまな効果がある。たとえば関節痛を和らげ軟骨の密度を上げて、関節の動きを柔軟にしてくれるなどが代表的な効果の1つだ。200

コラーゲン摂取の効能

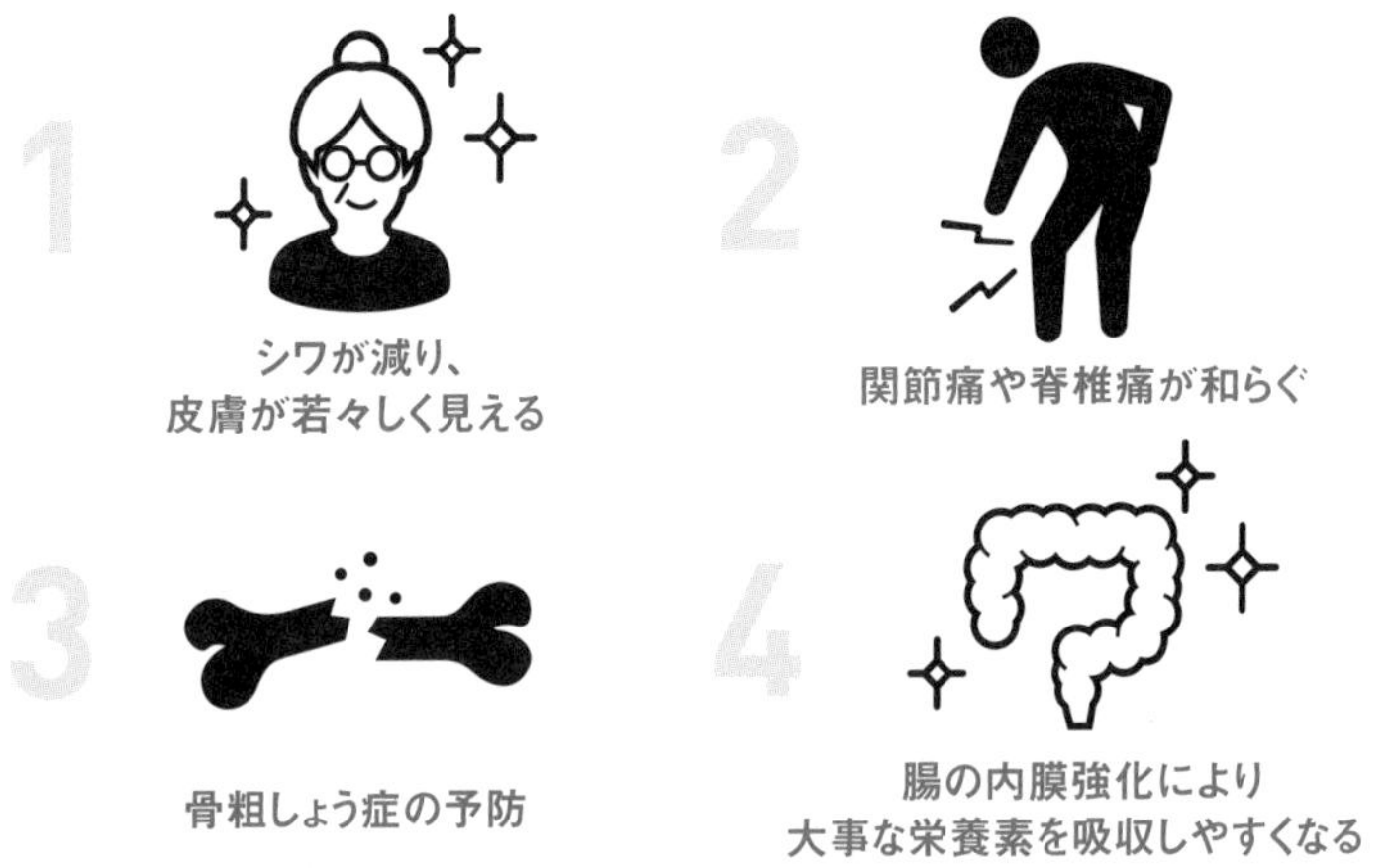
1
シワが減り、
皮膚が若々しく見える
2
関節痛や脊椎痛が和らぐ
3
骨粗しょう症の予防
4
腸の内膜強化により
大事な栄養素を吸収しやすくなる

8年のある研究で、アスリートが加水分解コラーゲンを6カ月飲み続けたところ、関節痛が著しく改善した。[5] 別の研究では、50歳以上の男女がコラーゲンを6カ月続けると脊椎痛が改善することがわかっている。[6]

コラーゲンのサプリを飲むことは老化による関節炎の予防に役立つ簡単な方法で、加齢とともに骨密度が低下してもろくなる骨粗しょう症の予防にも役立つ。 閉経後の女性は骨を保護するエストロゲンが不足するので、特に骨粗しょう症になりやすい。2018年の研究により、コラーゲンの摂取を12カ月続けると骨に含まれるミネラル――つまりカルシウム――の量が増加し、骨が強化されることがわかった。[7]

それに加えてコラーゲンには腸粘膜と胃

の内壁を増強する効果もある。[8] 腸の内膜が強化されるとリーキーガット症候群の回復に役立ち、大事な栄養素を吸収しやすくなる。リーキーガット症候群が信じられないほど体の衰えを早めることは、前述したとおりだ。コラーゲンの3分の1を構成するアミノ酸のグリシンは、人体が胃酸を増やすのにも役立ち、消化を助けて胃酸の逆流を軽減する。[9]

余談ながらコラーゲンと胃酸についてお話しすると、僕は20代の頃、ひどい胸焼けに悩まされた。僕は医者に診てもらい、「胸の中でロウソクが燃えているような気がします」と言った。医師は胃酸分泌抑制剤を処方し、確かに一時的には効果があった。しかし胃酸が減ると、体に胃の入口の括約筋を閉じないようにというシグナルが送られて、実際には胃内容物の逆流を引き起こすことがわかった。こうして胃酸が食道に流れ込み、胸焼けの痛みの原因となる。胃酸が十分あると括約筋は閉じられるし、人体に胃酸が欠かせないのは、食物を消化してタンパク質や脂肪を分解するといった働きがあるからだ。胃酸分泌抑制剤は一時的には症状を和らげるものの、飲むのをやめると以前より強い痛みが再発する。しかも、そうした薬は栄養を吸収する能力を損なってしまう。

塩酸ベタインと呼ばれる天然の物質があり、それを飲むと副作用なしに人体で自然にできる塩酸（胃酸）を補うことができる。そこで僕は、胃酸抑制剤の摂取をやめて食事と一緒にベタインＨＣＬを飲みはじめた。このサプリのベストな飲み方は、まずは試しに飲んで、胸焼けを悪化させるカプセル数を見つけ、その数からひとつ減らした数を、食後ではなく、食直前か食事中に飲むことだ。

　胃酸の量は20歳では約１８０ミリグラムだが、60歳以上では約50ミリグラムとなり、年齢とともに減少する[10]。ある研究によれば、60歳以上の人の30％は胃酸の分泌がほとんどなく、また別の研究では、閉経後の女性の40％には分泌が見られないことがわかった[11]。つまり、僕が20代の頃の胃酸の分泌量は年齢が３倍の人と同じだったのだ[12]。

　では、これはコラーゲンとどう関係するのか。ここであなたに思い出してほしいのだが、グリシンはコラーゲンに含まれる主要アミノ酸の１つで、胃酸の生成を助ける。僕はコラーゲン不足のせいでグリシンが足りていなかったのかもしれないが、ただ単に糖質を摂りすぎていた可能性が高い。

　グリシンは実は抑制性神経伝達物質であり、神経系を落ち着かせて睡眠の質をよくする。ある研究によれば、**普段よく眠れない人が寝る前にグリシンを飲むと、寝つきがよくなり、ぐっすり眠ることができて、日中に眠気を感じることが少なくなる**[13]。この研究にヒントを得た僕は、寝る前にコラーゲンを飲んで眠りをハックする方法について、生まれて初めてブログの記事を書き、今ではネット上で反響を呼んでいる。

グリシンを含む主要アミノ酸に加えて、人体にはコラーゲンを生成して活力を維持するのに十分な量のビタミンCが不可欠だ。ビタミンCは2つの方法で肌をきれいに保つ。第1に、強力な抗酸化物質であるため、コラーゲンを分解する有害なフリーラジカルから皮膚細胞を守ってくれる。第2に、体内のコラーゲンの生成と修復に役立つ。ビタミンCを十分摂取すると、体は必要なときにアミノ酸をコラーゲンに合成することができる。ビタミンCが豊富に含まれる食べ物を食べる、ビタミンCのサプリを飲む、あるいはビタミンCの美容液を塗ることによって、美肌効果を高めることができる。

必要な原材料（よいアミノ酸とビタミンC）が揃ったら、体のコラーゲンの生成を促すために次の方法を試してほしい。

50 マイクロニードリングでコラーゲンをつくる

マイクロニードリングのローラーは20ドル（2200円）以下で購入できる。**このローラーには、皮膚の表面に肉眼では見えない穴を開けるための細かい針が付いており、コラーゲンを砕いて身体が新しく若々しいコラーゲン繊維をつくるように刺激する。**いわば、顔に対するある種の有益なストレスだ。皮膚細胞が「大変だ！　ときどき針が刺さる」と認識し、固くなって若々しく強くなると同時に、ダメージを受けた弱い皮膚細胞は排除される。その効果はきわめて強力だ。ある研究によれば、顔に深い傷痕のある100人の患者にマイクロニードリングを行ったところ、わずか3セッションの治療で著しい改善が見られた[14]。

特におすすめの電気マイクロニードルはアメリカでは約100ドル（10600円）で購入でき、20ドルのローラーよりも効果が高い。どちらを試すにしても、感染症対策のため、使うたびにきちんと消毒しておくことが重要だ。ちなみに、ローラーは生え際に使用して毛髪の成長を促すこともできる。値段が安く、効き目があり、時間がかからない。試す価値はある。

51 細胞から若返るレチノール

229ページで触れた銅ペプチドに加えて、レチノールは皮膚に最も有効な成分の1つだ。レチノイドというのは純粋な形のビタミンAを総称する用語だ。レチンAのようないくつかの製剤は、レチノイドの活性成分であるレチノイン酸を多量に含んでいるので、入手するには処方箋が必要だ。レチノイン酸が老化した皮膚を一掃し、新しい健康な細胞が速やかに形成される。[15]

レチノールとして知られている市販の製剤は、体内でレチノイン酸に変換される必要があるので作用が弱い。この追加ステップがあるために医薬用製剤に比べると効くのに時間がかかるが、それでも効果がある。**レチノールが皮膚細胞の入れ替わりを早めてコラーゲンの産生を増やすことで、[16]しわや小じわが減り、しみそばかすが薄くなり、皮膚はなめらかになり、硬さと弾力性が増し、毛穴は小さくなる。**

そう聞くといかにもよさそうだが、いくつかマイナス面もある。敏感肌の場合はレチノールによるかゆみが出るかもしれない。またレチノールを使うときは皮膚が日光に過敏になるので、常に日焼け止めを塗る必要がある。さらに高用量では胎児や乳児の発育を妨げる可能性があるので、妊娠中や授乳中の女性はレチノールを避けるべきだ。[17]

あなたが妊娠中か授乳中、レチノールに過敏、あるいは単に作用が穏やかな代替薬が欲しい場合は、植物由来の成分であるバクチオールがあり、活性と効能はレチノールによく似ている。バクチオールはオランダビユの種子と葉からつくられ、アーユルヴェーダと中国医学の皮膚の治療に古くから用いられている。ある研究によれば、バクチオールを1日2回、2週間続けたところ、しわや小じわ、色素沈着、皮膚の弾力性、硬さとコラーゲンの産生が著しく改善された[18]。何といっても、バクチオールにはこれらのメリットがある上に、乾燥して皮がむけるというレチノールの典型的な副作用が起こらないのだ。

52 メラニンでリスクを制御する

脳では、α－メラノサイト刺激ホルモン（α－MSH）というあまり知られていないホルモンが生成されている。このホルモンがメラノサイト（色素細胞）にシグナルを送ってメラニン色素をつくらせ、メラニン色素は肌と髪にそれぞれ特有の色を与えるとともに、老化や皮膚がんの原因となるダメージから人体の細胞を守る働きをしている。

α－MSHは幅広い炎症抑制効果のあるホルモンだとわかっているが、自己免疫状態や有毒カビにさらされた人は、α－MSHの値が正常より低い傾向にあることがわかっている[19]。ラボ検査を受けたところ、僕もこのα－MSHの値がとても低かったので、自分で購入して、1週間に1、2度少量を注射することにした。だが、この方法にはリスクもある。メラニンを大量摂取するとメラノーマと呼ばれる悪性腫瘍の可能性を高めるというエビデンスがあるが、がんの予防になるというエビデンスもある。僕は低用量で、たまに使い、がんのリスクを低下させる努力をすることを前提として、α－MSHを摂取することにした。

α－MSHを摂ると皮膚がきれいに見え、日光にあまり当たらないのに褐色肌になることに加えて、目と脳のメラニンの値が増える。人の目と脳はエネルギーを効率的に作り出すためにメラニンを必要としている。前に話したように、**日光あるいは機械的振動にさらされると、メラニンに水を分解する力ができ、酸素と電子が解放されてミトコンドリアがATP（エネルギー）をつくれるようになる**[20]。

ポリフェノールを多く含む食品を摂取すると、メラニンの生成が促される。人の体は野菜・コーヒー・お茶・チョコレートなどに含まれるポリフェノールを結合してメラニンをつくっている。すでにご存知のように、ポリフェノールはあなたの腸内細菌にとてもよい効果をもたらすので、こうした食品をたくさん食べると、体の外側と内側両方の若返りに役立つ。

53 髪のコンディションを整える

このほかにもメラニンは、年を取っても髪の毛を若々しく見せる上で大事な働きをしている。毛包のメラノサイトが髪の毛に色を与えるメラニンをつくっているが、メラニンは年齢とともに減るので、白髪は徐々に増えていく。

2009年にヨーロッパの科学者チームが、毛包のメラニン生成が減少する正確な原因を突き止めるという大発見をした。毛包でわずかな量の過酸化水素がつくられ、それが時間とともに積み重なってメラノサイトを傷つけることを確認したのだ[21]。人が若いうちは働き者のカタラーゼという酵素が過酸化水素を水と酸素に分解するのだが、年を取ると、カタラーゼの産生が減りはじめて、体内に過酸化水素が蓄積されるという仕組みだ。白髪は知恵の証と信じるのは結構なことだが、実際にはカタラーゼの欠乏によるメラノサイトのダメージを反映しているということだ。

カタラーゼは体内に存在する最も強力な抗酸化物質の1つで、ほかの抗酸化物質も過酸化水素の分解に役立つ。たとえば、体内にある最強の抗酸化物質、グルタチオンは過酸化水素を分解して水に変える[22]。僕自身がサプリとしてグルタチオンを飲むもう1つの理由だ。カタラーゼが多く含まれるブロッコリー・キュウリ・大根・セロリなどの食べ物をもっとたくさん食べるのもいい考えだ。

クルクミン・ノコギリヤシ・アシュワガンダ（インドの伝統医学アーユルヴェーダで使われる薬草）・ビタミンEなどの抗酸化物質を摂取してカタラーゼを増やすこともできる。

2017年のある研究では、アシュワガンダが、過酸化水素によるフリーラジカルで損傷を受けたラットの白血球を保護することを明らかにした[23]。また、アシュワガンダには人の白髪を防ぐ効果があることを示す証拠もある。中年の男性が粉末状のアシュワガンダを毎日3グラム、1年間摂取し続けた科学的調査では、毛髪のメラニンが著しく増加した[24]。

つい最近になって、アラバマ大学バーミングハム校の研究者たちは、白髪とウイルス感染の関連性を見いだした[25]。彼らはマウスの実験で、感染のようなストレス要因が免疫システムを誘発し、メラノサイトの正常な働きを支えるMITFと呼ばれる遺伝子への攻撃反応を引き起こすことに着目した。MITFの不足が免疫システムを誘発し、さらにメラノサイトを攻撃して白髪化をもたらすのだ。人間がその遺伝子をオンオフできるようになるまで、いちばん確実な方法は、免疫システムを健康に保ってウイルスを撃退し、自己免疫を防ぐために最善を尽くすことだ。僕が知っている最先端のアンチエイジングの専門家の中には、ウイルスは世間が考えるよりはるかに多くの問題を引き起こしていると信じて、アシクロビルのような抗ウイルス薬を毎年飲んでいる人もいる。他方でそれには副作用があり、リスクリワード比が最適かどうかはまだ判断しかねている。

髪の老化については、いちばん気がかりなのは禿げることだ。僕は100歳をはるかに超えても髪をふさふさ揺らしていたいので、抜け毛を防ぎ回復させる方法についてかなり調査を行ってきた。脱毛は男性だけの問題だと思う人が多いが、そうではない。大勢の女性が加齢に伴う抜け毛に悩んでいる。そして男女とも、まだ若い頃から抜け毛が実際に始まっているのだ。29歳未満の男性の18％には中等度から高度の脱毛があり、さらに40歳代の男性ではそれが53％に跳ねあがる[26]。その一方で、50歳未満の女性の15～20％が抜け毛を経験しており、50歳以降、その比率は上がっていく[27]。

多くの加齢現象と同じく、脱毛もまた、ホルモンとミトコンドリアの問題だ。髪の毛の成長にはさまざまなホルモンがかかわりあっている。機能性医学かアンチエイジングの医師の指導を受けながらホルモンバランスを完璧に整えれば、脱毛を防いで発毛を促す効果があるはずだ。だから、米国食品医薬品局（FDA）が承認した脱毛抑制剤が、実はホルモンに影響することで脱毛を抑えるものに限られているのは納得できる。**ロゲイン・ミノキシジル・プロペシア・フィナステリドはすべて、テストステロンをDHTに変換する酵素の働きを阻害することによって、効き目を発揮する。**DHTが多すぎると毛包を萎縮させ、それが最終的には薄毛につながる。調合薬に加えて、DHTの作用を遮断するシャンプーもいくつか市販されている。脱毛防止の経口薬には、ホルモンの機能をすべて止めてしまうといった副作用がよくあるので、シャンプーを使うほうが安全だ。

いずれにせよ、**DHTを標的にするのが薄毛を撃退する唯一の方法だ。**毛包はとても敏感な極小器官で、ミトコンドリアがつくる多量のエネルギーを必要としている。可動部品と原材料があっても、その機械の背後にエンジンを動かす動力がないと、毛髪を生産することはできない。

2018年のアラバマ大学バーミングハム校における研究では、マウスの食べ物と飲み水に抗生物質のドキシサイクリンを加えて、ミトコンドリアを機能不全にする突然変異を発生させた。それからわずか8週間後、健康だったマウスの毛がかなり薄くなって白くなり、皮膚にしわができた。そこで、マウスにドキシサイクリンを与えるのをやめて、マウスのミトコンドリアの機能が回復すると、4週間以内に健康で若々しい外見に戻った[28]。

髪の毛が薄くならないようにするには、ミトコンドリアの活動を不活発にする要因を調べる必要がある。もうおわかりかと思うが、ストレス・肝臓への毒素の蓄積・ホルモンバランスの乱れ・炎症・そしてもちろんフリーラジカルだ。これらの要因はすべて、重要な2種類のホルモンであるミトコンドリアの活動を調節する甲状腺ホルモンT3とプロゲステロンを減少させる。

何よりもまず、**ストレスは甲状腺ホルモンの値を大きく狂わせ、ミトコンドリアに大打撃を与える。**ストレスを受けると、ストレスホルモンのコルチゾールが過剰に分泌される。

これが甲状腺刺激ホルモン（ＴＳＨ）の産生を妨げ、サイロキシン（Ｔ４）と呼ばれる別の甲状腺ホルモンの産生が阻害される。Ｔ４を使うためには、まずはじめに体内でその活性ホルモンであるトリヨードチロニン（Ｔ３）、つまり「エネルギーホルモン」として知られているＴ３に変換しなければならない。

Ｔ４をＴ３に効果的に変換できない、あるいは十分なＴ４が存在しなければ、体はその代わりに、Ｔ４を不活性ホルモンのリバーストリヨードチロニン（ｒＴ３）に変換する。そしてＴ３／ｒＴ３のバランスが適正でないと、十分なエネルギー産生が阻害され、体の機能が実質的に止まってしまう。甲状腺機能低下症を患う多くの患者は甲状腺ホルモン値が正常に見える。しかしこれは、従来タイプの医師がＴＳＨとおそらくＴ４だけを検査するからだ。もしも脱毛など、甲状腺機能低下の兆候があったら、Ｔ３／ｒＴ３の検査を強くお願いしよう。ストレスがあると髪の毛が抜けるというのは決して迷信ではない。ストレスであなたの体がｒＴ３を増やしてＴ３を減らすと、ミトコンドリアがエネルギーを十分産生できないのだ。

甲状腺ホルモンの乱れが抜け毛も引き起こすのは、これらのホルモンが幹細胞の活性化に重要な役割を果たしているからだ。毛包の膨らみには幹細胞が蓄えられている。これらの幹細胞が甲状腺ホルモンからシグナルを受け取ると、活性化されて新しい毛包に成長する。ストレスで甲状腺ホルモンがかき乱されると、このシグナルが出されず、新たな毛包の生成に支障をきたすのだ。

研究者はこの甲状腺ホルモンのシグナルを治療に生かす可能性に注目している。このシグナル経路はウィント（Ｗｎｔ）として知られている（Ｗｎｔシグナル経路は胚発生とがんに関連するタンパク質のネットワークのこと）。研究者が26人の男性の髪の毛包に成長因子を注射したところ、Ｗｎｔシグナル経路が導通して、甲状腺ホルモンのシグナルによる新しい毛包の産生が促された。男性たちはたった1回の注射で毛幹部が太くなり、髪の毛の密度が上がった[29]。この注射は現在のところは受けることができないので、次善の策は丹参（タンジン）という中国伝統医学のハーブを使うことだ。丹参はＷｎｔを強化し[30]、心臓血管系の予防に効果がある。これにより髪の毛を取り戻し、4つのキラーの1つである心疾患のリスクを減らせることになる。

前にお話ししたように、僕は20代半ばから甲状腺の治療薬を飲んできたが、2年前にやめようと試みた。さまざまなアンチエイジングの取り組みのおかげで、エネルギーは維持できたが、初めて薄毛の部分ができた。そこで甲状腺ホルモンの服用を再開して前述の治療を行ったところ、髪の毛がほぼ元通りに生え揃ったのだ！　50歳以上で甲状腺亢進の診

健康な髪を維持する方法

避ける	有害なパーソナルケア製品 従来方式で飼育された家畜の肉 従来農法による食品に含まれる環境ホルモン農薬
実践する	シンプルなマッサージ

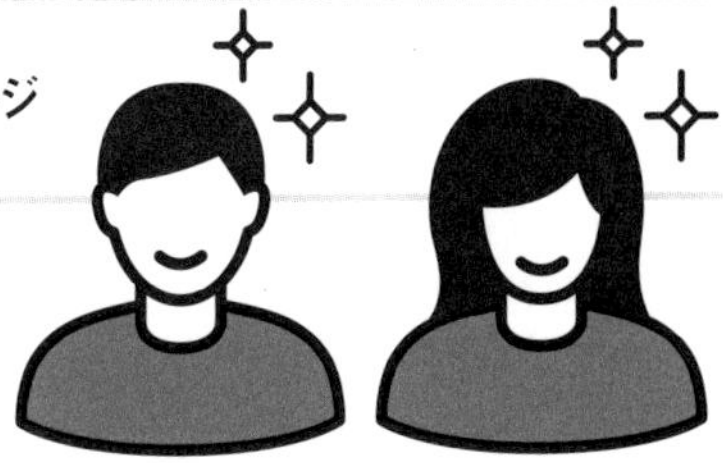

断を受けていない人は、誰でもごく低用量（8分の1～4分の1錠）の甲状腺ホルモン薬（T3、T4の両方を含むもの）を飲めば効果があるという主張は理にかなっている。甲状腺ホルモンの値がほんの少し低いだけでも、疲労感やイライラがつのり、減量も難しくなる可能性があるのだ。そして年齢が進むと、一般的に甲状腺ホルモン産生が低下する。[31]ホルモンが十分多ければ頭髪が維持されるが、第8章で説明したように、わずかな甲状腺機能障害でも心疾患による死亡リスクが高くなる。[32]

さらに、rT3が高くてT3が十分でないとプロゲステロンが低くなり、エストロゲンが支配的になる。つまり、体内のエストロゲンのレベルがプロゲステロンをはるかに上回って、老化を進める代謝状態を引き起こす。そして多くのヘアケア製品には、フタル酸エステル、パラベン、ベンゾフェノンといった、この問題を悪化させる化学物質が含まれている。それらの物質が体内のエストロゲンの働きをまねて、ホルモンバランスをさらにかき乱すのだ。[33] エストロゲンが乱れると、コラーゲンはコラーゲン産生の中心的役割を果たしているので、エストロゲンのレベルが乱れると、コラーゲンが効率的につくられず、毛髪、皮膚、歯、爪、関節がすべて傷つくことになる。

健康な髪を維持するには、抜け毛の根本原因に取り組むことが絶対不可欠だ。そして何よりも、人と人の髪を急速に老化させる有害なパーソナルケア製品を使わないようにすることがいちばん大切だ。自宅の薬品戸棚からフタル酸エステル・パラベン・ベンゾフェノンが含まれるあらゆる製品を一掃することを強くおすすめする。また、食事に気をつけ、従来方式で飼育された家畜の肉に含まれるホルモンや、従来農法による食品に含まれる環境ホルモン農薬を避けることにも効果がある。

これらを試してみてどれも効果がなければ、シンプルなマッサージを試してほしい。頭皮の血流を増やすと毛包を生かしておける。性能のいい充電式の携帯用ヘッドマッサージャーが販売されている。値段はアメリカでは40ドル（４２００円）くらいで、信じられないほど気持ちがよく、頭皮と髪の毛を最高の状態に保ってくれる。独立して動く4つの小さいヘッドが付いたタイプを探そう。

結局のところ、ミトコンドリアが新しいコラーゲンや光沢のある髪の再生を促すので、**ミトコンドリアの機能を高めるために実践するあらゆることが、あなたを若々しい外見にしてくれるのだ。**これは、あなたをヤバいコンディションにさせる最高の方法だ。

ポイント

肌のためには……

- グラスフェッドあるいは牧草飼育由来のコラーゲンタンパク質を、少なくとも毎日10グラム補給しよう。無香料プロテインパウダー、スムージーミックス、コラーゲン入りブレットプルーフコーヒー、コラーゲンプロテインバーなどがある。もしコラーゲンタンパク質が嫌いだったら、骨ガラスープをつくることもできる。
- ポリフェノールと抗酸化物質を含む食品（野菜、コーヒー、お茶、チョコレート）をもっとたくさん摂ろう。ビタミンCが豊富に含まれる食べ物を食べる、ビタミンCのサプリを飲む、ビタミンCの美容液を塗ることによって、ビタミンCの美肌効果を得られる。
●マイクロニードリング、そしてレチノール、銅ペプチドを含む製品の肌への効果には、確かな科学的根拠がある。

髪のためには……
●化学物質だらけのパーソナルケア製品を使うのをやめて、自然の素材だけを使ったものに切り替えよう。フタル酸エステル、パラベン、ベンゾフェノンが含まれるものはすべて廃棄すること。あなたが女性なら、ホルモン剤による避妊はやめて別の方法を考えよう。
●白髪を防ぐために、アシュワガンダ、クルクミン、ノコギリヤシ、ビタミンEのような抗酸化物質を摂取してカタラーゼを増やそう。
●厄介な副作用がある調合薬ではなく、DHTの働きを抑制する育毛シャンプーを使ってみよう。
●ストレスに対処しよう。薄毛を防ぐという目的がやる気を掻きたてるかもしれない。
●若禿げになっていたら、それについて詳しいアンチエイジングの医師に甲状腺ホルモン値を検査してもらい、自分のT3／rT3の値をチェックしよう。

● 頭皮への血流を刺激するために、頭皮マッサージを受けるか、家庭用マッサージ器を購入しよう。

おわりに

この本をしめくくるに当たり、最後にもう1つ神話の教訓をお伝えしたいと思う。古代ギリシャ人たちが不死の探求についてどれほど真剣に思索し書き記していたか、そして彼らの願望が僕たちの望みにどれほど似ていたことかを改めて思うと、ただ驚くばかりだ。

暁の女神エオスに愛された人間、ティトノスの物語を思い出してほしい。エオスはティトノスに激しい恋をして、彼に不死を与えるようゼウスに懇願したが、頭に血がのぼり、永遠の若さを頼むことを忘れてしまった。ゼウスは確かにティトノスに不老不死を与えたが、彼は年を取るにつれて衰え、白髪になり、手足の自由もきかなくなった。エオスはティトノスを寝室に閉じ込め、そこで彼は老いさらばえて永遠にしゃべり続けていた。

これは悲しくなるほど、僕たちが老いていく姿に似ている。何とか長生きできている人も、たいていは衰えて能力を失ってしまう。この状況を食い止めるために今何かをやらなければ、まさにこの悲劇が現実となってしまうのだ。ただ、今のところはっきりしているのは、必ずしもこれがあなたの運命だとは限らないことだ。年とともに元気を失うのではなく、もっと元気になることはできる。今日から始める対策であなたのパフォーマンスを高め、将来ティトノスのように老いることも予防するのだ。

だから、どの対策を最初に試すのかを今すぐ決めて、必要に応じて本書の残りの技術を利用していこう。本書で紹介した技術は日々改善されている。価格が高すぎる場合は需要を増やす手助けをして、将来的にずっと安く手に入るようにしよう。僕が180歳になる頃にヤバいコンディションづくりがまだ一部の金持ちの道楽にとどまっていれば、僕らバイオハッカーは失敗したことになる。そんなことにならないよう、一緒に頑張ろう。

本書の執筆中に、僕は自分の誕生日を祝った。もうすぐ50歳という年齢は多くの人を憂鬱にさせるものだ。将来に対する見通しが暗いと、衰えの始まりを感じさせる。人生で最高の時代は終わってしまった年齢だと見なされている。

だがそんなことはどうでもいい。僕は、身体と能力が無傷なままで180歳までやっていけることがわかっている。僕は人生の25%の誕生日を祝っているという事実を噛みしめながら、バースデーケーキ（もちろん、完全無欠ケーキ）のキャンドルを吹き消した。僕は中年なんかじゃないし、これからの75%の人生で、もっと知恵を培って自分の知見をシェアできることにわくわくしている。

本書のありとあらゆる情報のおかげで、僕は当分、進歩が止まったり衰えたりはしないつもりだ。僕はまだ取り組みを始めたばかりだから、一緒にチャレンジしよう。

若々しい体をつくる技術は急速に進化している。僕のアンチエイジング計画がどのように変化しているか、またどうすればあなたが最高のコンディションのままでいられるかについて、ときどき短い最新情報をお伝えできれば大変うれしく思う。daveasprey.com/superhuman に登録してほしい。

謝辞

ものごとを深く理解する方法は、僕が知っている限り2つしかない。それを教えるか、それに関する本を書くことだ。著作は自分の知識を組み立てるための原動力となるのだ。

しかし、本を1冊仕上げるまでには、自分と家族に大変な負担がかかる。僕は何度も深夜までキーボードに向かい、妻や子どもたちと過ごす時間も少なくなった。そんなわけで、まず家族に感謝したい。

一緒に楽しむ時間をあきらめ、執筆中には全面的に僕を支えてくれた。家族がいたからこそ、時間をかけて読む価値のある本になるよう全力を尽くすことができた。そうでなければ、この本の執筆にこんなにのめりこまなかっただろう！

執筆パートナーのジョディ・リッパー、編集者のジュリー・ウィル、そしてエージェントのセレスト・ファインには心からお礼を言いたい。あなたがたの素晴らしい著述力にどれほど感銘を受けたか、言葉ではとても言い表せない。

また、ブレットプルーフ社の僕のアシスタント、アニー・タジアン、ベヴァリー・ハンプソン、ニッキ・ドゥ・ゴーイに特別な感謝をささげたい。

彼らは僕の目が回るようなスケジュールを管理して、締め切りに間に合うようにどうにかやり繰りし、僕が父親、CEO、著述家、ポッドキャスターの役割を果たし、心身を回復させてアンチエイジングのセルフアップグレードを実践する時間もつくってくれた。ありがとう。

第1章で述べたが、本書のような本は、僕が参照した論文の背後にいる研究者たちも含めて、何千年にもわたる研究調査の基盤があって初めてなりたつ。お一人おひとりに謝意をお伝えしたいが、全員のお名前を挙げることはできない。

もしそんなことをしたら、あなたは本を閉じてしまうだろう。だが、多くの人々が老化問題を解決するために努力していることを忘れないでほしい!

そして長年、老化と友情の先駆的研究を行っているオーブリー・デ・グレイには特に感謝したい。

ソーク研究所のサッチン・パンダ博士にもお礼を申し上げる。彼はミトコンドリアの生態と食事の時間について重要な新発見をした。脂肪について非常にうまく説明したメアリー・イニグにも感謝する。

また、アルツハイマー病の3大要因を明確にしたデール・ブレデセンには大いなる感謝をささげる。

アンチエイジングと生化学の分野で精力的に活動するスティーヴ・ファウクスとは長きにわたる友情を築くことができた。ありがとう。

オゾン療法とミトコンドリア呼吸の分野で業績を上げたシャレンバーガー博士とローウェン博士にも心からの感謝を。

T・S・ワイリーとポール・ザック博士にはホルモンについての見解に対して、そしてディートリッヒ・クリンクハルト博士には毒素と生体システムに関する40年にわたる研究に対して深く謝意を表する。

ドケーレ・クリニックのハリー・アデルソン博士、エイミー・キレン博士、マーセラ・マデラ博士、そしてバイオリセットのマット・クック博士には幹細胞の治療、調査、知識習得で大変お世話になった。

ダニエル・エイメン博士、マーク・ハイマン博士、デイヴィッド・パールマター博士には革新的なリーダーシップと友情に対してお礼を申し上げる。

バリー・モーゲラン博士には、漢方薬とエネルギー瞑想についてご指導いただき、本書の執筆中に使うことができた。心から感謝したい。

ジム・プラントにはクロトーに関する研究に対して、そしてイアン・ミッチェルにはカーボン60と老化に関する先駆的な研究に対して感謝をささげる。

僕の最初のホルモン検査を行ってくれたオズ・ガルシア博士、ライオネル・ビスーン博士、フィリップ・ミラー博士、さらに僕のために時間を割いてくださった多くの素晴らしい方々、そして何百万人ものブレットプルーフ・ラジオの視聴者のみなさんに深く感謝したい。

最後に、特にビジネスでお力添えをいただき、知恵をお借りしている方々に特別の謝意を。ダン・スコルニック、マイク・ケーニヒス、ナヴィーン・ジェイン、ジョー・ポリッシュ、J・J・ヴァージン、マイケル・フィッシュマン、ダン・サリヴァンの皆さん、ありがとう。

A Multicenter Prospective Controlled Study," Teratology 59, no. 1 (January 1999): 7–11, https://doi.org/10.1002/(SICI)1096-9926(199901)59:1<7::AID-TERA4>3.0.CO;2-6.
18. Ratan K. Chaudhuri and Krzysztof Bojanowski, "Bakuchiol: A Retinol-Like Functional Compound Revealed by Gene Expression Profiling and Clinically Proven to Have Anti-Aging Effects," International Journal of Cosmetic Science 36, no. 3 (June 2014): 221–30, https://doi.org/10.1111/ics.12117.
19. John W. Haycock et al., " α -Melanocyte-Stimulating Hormone Inhibits NF- κ B Activation in Human Melanocytes and Melanoma Cells," Journal of Investigative Dermatology 113, no. 4 (October 1999): 560–66, https://doi.org/10.1046/j.1523-1747.1999.00739.x.
20. Arturo Solis Herrera and Paola E. Solis Arias, "Einstein Cosmological Constant, the Cell, and the Intrinsic Property of Melanin to Split and Re-Form the Water Molecule," MOJ Cell Science & Report 1, no. 2 (August 27, 2014): 46–51, https://doi.org/10.15406/mojcsr.2014.01.00011.
21. Federation of American Societies for Experimental Biology, "Why Hair Turns Gray Is No Longer a Gray Area: Our Hair Bleaches Itself as We Grow Older," ScienceDaily, February 24, 2009, www.sciencedaily.com/releases/2009/02/090223131123.htm.
22. Edith Lubos, Joseph Loscalzo, and Diane E. Handy, "Glutathione Peroxidase-1 in Health and Disease: From Molecular Mechanisms to Therapeutic Opportunities," Antioxidants & Redox Signaling 15, no. 7 (October 2011):1957–97, https://doi.org/10.1089/ars.2010.3586.
23. Ajay Pal et al., "Ashwagandha Root Extract Inhibits Acetylcholine Esterase, Protein Modification and Ameliorates H2O2-Induced Oxidative Stress in Rat Lymphocytes," Pharmacognosy Journal 9, no. 3 (May–June 2017):302–09, https://doi.org/10.5530/pj.2017.3.52/.
24. Lakshmi-Chandra Mishra, Betsy B. Singh, and Simon Dagenais, "Scientific Basis for the Therapeutic Use of Withania somnifera (Ashwagandha): A Review," Alternative Medicine Review 5, no. 4 (2000): 334–46, http://altmedrev.com/archive/publications/5/4/334.pdf.
25. Melissa L. Harris et al., "A Direct Link Between MITF, Innate Immunity, and Hair Graying," PLoS Biology 16, no. 5 (May 3, 2018): e2003648, https://doi.org/10.1371/journal.pbio.2003648.
26. Thomas Rhodes et al., "Prevalence of Male Pattern Hair Loss in 18–49 Year Old Men," Dermatologic Surgery 24, no. 12 (December 1998): 13330–32, https://doi.org/10.1111/j.1524-4725.1998.tb00009.x.
27. Paulo Muller Ramos and Helio Amante Miot, "Female Pattern Hair Loss: A Clinical and Pathophysiological Review," Brazilian Annals of Dermatology(Anais Brasileiros de Dermatologia) 90, no. 4 (July–August 2015): 529–43, https://doi.org/10.1590/abd1806-4841.20153370.
28. Peter Dockrill, "'Unprecedented' DNA Discovery Reverses Wrinkles and Hair Loss in Mice," Science Alert, July 28, 2018, https://www.science alert.com/unprecedented-dna-discovery-actually-reverses-wrinkles-and-hair-loss-mitochondria-mutation-mtdna/amp.
29. Michael P. Zimber et al., "Hair Regrowth Following a Wnt- and Follistatin Containing Treatment: Safety and Efficacy in a First-in-Man Phase 1 Clinical Trial," Journal of Drugs in Dermatology 20, no. 11 (November 2011):1308–12, https://www.ncbi.nlm.nih.gov/m/pubmed/22052313/.
30. Zhuo-ming Li, Suo-wen Xu, and Pei-qing Liu, "Salvia miltiorrhizaBurge(Danshen): A Golden Herbal Medicine in Cardiovascular Therapeutics," Acta Pharmacologica Sinica 39, no. 5 (May 2018): 802–24, https://doi.org/10.1038/aps.2017.193.
31. Martin I. Surks and Laura Boucai, "Age- and Race-Based Serum Thyrotropin Reference Limits," Journal of Clinical Endocrinology & Metabolism 95, no. 2 (February 1, 2010): 496–502, https://doi.org/10.1210/jc.2009-1845.
32. Surks and Boucai, "Age- and Race-Based Serum."
33. Susan Jobling et al., "A Variety of Environmentally Persistent Chemicals, Including Some Phthalate Plasticizers, Are Weakly Estrogenic," Environmental Health Perspectives 103, no. 6 (June 1995): 582–87, https://doi.org/10.1289/ehp.95103582.

第11章 肌と髪に命を吹き込む

1. Nicole Verzijl et al., "Effect of Collagen Turnover on the Accumulation of Advanced Glycation End Products," Journal of Biological Chemistry 275(December 15, 2000): 39027–31, http://doi.org/10.1074/jbc.M006700200.
2. Ruta Ganceviciene et al., "Skin Anti-Aging Strategies," Dermatoendocrinology 4, no. 3 (2012): 308–19, http://doi.org/10.4161/derm.22804.
3. Ketavan Jariashvili et al., "UV Damage of Collagen: Insights from Model Collagen Peptides," Biopolymers 97, no. 3 (March 2012): 189–98, http://doi.org/10.1002/bip.21725; A. Knuutinen et al., "Smoking Affects Collagen Synthesis and Extracellular Matrix Turnover in Human Skin," British Journal of Dermatology 146, no. 4 (April 2002): 588–94, https://doi.org/10.1046/j.1365-2133.2002.04694.x.
4. Ehrhardt Proksch et al., "Oral Intake of Specific Bioactive Collagen Peptides Reduces Skin Wrinkles and Increases Dermal Matrix Synthesis," Skin Pharmacology and Physiology 27, no. 3 (2014): 113–19, https://doi.org/10.1159/000355523; Ehrhardt Proksch et al., "Oral Supplementation of Specific Collagen Peptides Has Beneficial Effects on Human Skin Physiology: A Double-Blind, Placebo-Controlled Study," Skin Pharmacology and Physiology 27, no. 1 (2014): 47–55, https://doi.org/10.1159/000351376.
5. Kristine L. Clark et al., "24-Week Study on the Use of Collagen Hydrolysate as a Dietary Supplement in Athletes with Activity-Related Joint Pain," Current Medical Research and Opinion 24, no. 5 (May 2008): 1485–96, https://doi.org/10.1185/030079908X291967.
6. Olivier Bruyere et al., "Effect of Collagen Hydrolysate in Articular Pain: A 6-Month Randomized, Double-Blind, Placebo Controlled Study," Complementary Therapies in Medicine 20, no. 3 (June 2012): 124–30, https://doi.org/10.1016/j.ctim.2011.12.007.
7. Daniel Konig et al., "Specific Collagen Peptides Improve Bone Mineral Density and Bone Markers in Postmenopausal Women—A Randomized Controlled Study," Nutrients 10, no. 1 (January 2018): E97, https://doi.org/10.3390/nu10010097.
8. Martin F. Graham et al., "Collagen Synthesis by Human Intestinal Smooth Muscle Cells in Culture," Gastroenterology 92, no. 2 (February 1987):400–05, https://www.ncbi.nlm.nih.gov/pubmed/3792777.
9. Kenji Nagahama et al., "Orally Administered L-Arginine and Glycine Are Highly Effective Against Acid Reflux Esophagitis in Rats," Medical Science Monitor 18, no. 1 (2012): BR9–15, https://doi.org/10.12659/MSM.882190.
10. James English, "Gastric Balance: Heartburn Not Always Caused by Excess Acid," Nutrition Review, November 25, 2018, https://nutritionreview.org/2018/11/gastric-balance-heartburn-caused-excess-acid/.
11. Morton I. Grossman, Joseph B. Kirsner, and Ian E. Gillespie, "Basal and Histalog-Stimulated Gastric Secretion in Control Subjects and in Patients with Peptic Ulcer or Gastric Cancer," Gastroenterology 45 (July 1963): 15–26, https://doi.org/10.1016/S0016-5085(19)34918-2.
12. Stephen D. Krasinski et al., "Fundic Atrophic Gastritis in an Elderly Population. Effect on Hemoglobin and Several Serum Nutritional Indicators," Journal of the American Geriatric Society 34, no. 11 (November 1986):800–06, https://doi.org/10.1111/j.1532-5415.1986.tb03985.x.
13. Wataru Yamadera et al., "Glycine Ingestion Improves Subjective Sleep Quality in Human Volunteers, Correlating with Polysomnographic Changes," Sleep and Biological Rhythms 5, no. 2 (April 2007): 126–31, https://doi.org/10.1111/j.1479-8425.2007.00262.x.
14. Imran Majid, "Microneedling Therapy in Atrophic Facial Scars: An Objective Assessment," Journal of Cutaneous and Aesthetic Surgery 2, no. 1(2009): 26–30, https://doi.org/10.4103/0974-2077.53096.
15. Seung-Hye Hong et al., "Alternative Biotransformation of Retinal to Retinoic Acid or Retinol by an Aldehyde Dehydrogenase from Bacillus cereus," Applied and Environmental Microbiology 82, no. 13 (June 13, 2016), https://doi.org/10.1128/AEM.00848-16.
16. Rong Kong et al., "A Comparative Study of the Effects of Retinol and Retinoic Acid on Histological, Molecular, and Clinical Properties of Human Skin," Journal of Cosmetic Dermatology 15, no. 1 (March 2016): 49–57, https://doi.org/10.1111/jocd.12193.
17. Pierpaolo Mastroiacovo et al., "High Vitamin A Intake in Early Pregnancy and Major Malformations:

org/10.1002/acn3.161.
19. Ming-Chang Hu et al., "Klotho Deficiency Is an Early Biomarker of Renal Ischemia-Reperfusion Injury and Its Replacement Is Protective," Kidney International 78, no. 12 (December 2010): 1240–51, https://doi.org/10.1038/ki.2010.328; Ming-Chang Hu et al., "Recombinant α -Klotho May Be Prophylactic and Therapeutic for Acute to Chronic Kidney Disease Progression and Uremic Cardiomyopathy," Kidney International 91, no. 5 (January 2017): 1104–14, https://doi.org/10.1016/j.kint.2016.10.034.
20. Richard D. Semba et al., "Klotho in the Cerebrospinal Fluid of Adults With and Without Alzheimer's Disease," Neuroscience Letters 558 (January 2014): 37–40, https://doi.org/10.1016/j.neulet.2013.10.058.
21. Julio Leon et al., "Peripheral Elevation of a Klotho Fragment Enhances Brain Function and Resilience in Young, Aging and Alpha-Synuclein Transgenic Mice," Cell Reports 20: 1360–71, https://doi.org/10.1016/j.celrep.2017.07.024.
22. Shigehiro Doi et al., "Klotho Inhibits Transforming Growth Factor- β 1(TGF- β 1) Signaling and Suppresses Renal Fibrosis and Cancer Metastasis in Mice," Journal of Biological Chemistry 286, no. 10 (March 11, 2011): 8655–65, https://doi.org/10.1074/jbc.M110.174037.
23. Elisabete A. Forsberg et al., "Effect of Systemically Increasing Human Full-Length Klotho on Glucose Metabolism in db/db Mice," Diabetes Research and Clinical Practice 113 (March 2016): 208–10, https://doi.org/10.1016/j.diabres.2016.01.006.
24. Richard D. Semba et al., "Relationship of Low Plasma Klotho with Poor Grip Strength in Older Community-Dwelling Adults: The InCHIANTI Study," European Journal of Applied Physiology 112, no. 4 (April 2012):1215–20, https://www.ncbi.nlm.nih.gov/pubmed/21769735.
25. Lisa D. Chong, "Repairing Injured Muscle," Science, December 14, 2018, http://science.sciencemag.org/content/362/6420/1260.5.full.
26. Morgan S. Saghiv et al., "The Effects of Aerobic and Anaerobic Exercise on Circulating Soluble-Klotho and IGF-1 in Young and Elderly Adults and in CAD Patients," Journal of Circulating Biomarkers 6 (September 28, 2017):6:1849454417733388, https://doi.org/10.1177/1849454417733388.
27. Wei Ling Lau et al., "Vitamin D Receptor Agonists Increase Klotho and Osteopontin While Decreasing Aortic Calcification in Mice with Chronic Kidney Disease Fed a High Phosphate Diet," Kidney International 82, no. 12 (December 2012): 1261–70, https://doi.org/10.1038/ki.2012.322.
28. Hye Eun Yoon et al., "Angiotensin II Blockade Upregulates the Expression of Klotho, the Anti-Ageing Gene, in an Experimental Model of Chronic Cyclosporine Nephropathy," Nephrology Dialysis Transplantation 26, no. 3 (March 2011): 800–13, https://doi.org/10.1093/ndt/gfq537.
29. Shih-Che Hsu et al., "Testosterone Increases Renal Anti-Aging Klotho Gene Expression via the Androgen Receptor-Mediated Pathway," Biochemical Journal 464, no. 2 (December 2014): 221–29, https://doi.org/10.1042/BJ20140739.
30. Gerit D. Mulder et al., "Enhanced Healing of Ulcers in Patients with Diabetes by Topical Treatment with Glycyl-L-Histidyl-L-Lysine Copper," Wound Repair and Regeneration 2, no. 4 (October 1994): 259–69, https://doi.org/10.1046/j.1524-475X.1994.20406.x.
31. Loren Pickart, Jessica Michelle Vasquez-Soltero, and Anna Margolina, "The Human Tripeptide GHK-Cu in Prevention of Oxidative Stress and Degenerative Conditions of Aging: Implications for Cognitive Health,"Oxidative Medicine and Cellular Longevity 2012 (February 2012): 324832, https://doi.org/10.1155/2012/324832.
32. Loren Pickart, "The Human Tri-Peptide GHK and Tissue Remodeling," Journal of Biomaterials Science, Polymer Edition 19, no. 8 (2008): 969–88, https://doi.org/10.1163/156856208784909435.
33. Mary P. Lupo and Anna L. Cole, "Cosmeceutical Peptides," Dermatologic Therapy 20, no. 5 (November 28, 2007): 343–49, https://doi.org/10.1111/j.1529-8019.2007.00148.x.
34. Loren Pickart, Jessica Michelle Vasquz-Soltero, and Anna Margolina, "GHK Peptide as a Natural Modulator of Multiple Cellular Pathways in Skin Regeneration," BioMed Research International 2015 (April 2015):648108, http://dx.doi.org/10.1155/2015/648108.

第10章　幹細胞から元気になる

1. Rex E. Newnham, "Essentiality of Boron for Health Bones and Joints," Environmental Health Perspectives 102, Supplement 7 (November 1994):83–85, https://doi.org/10.1289/ehp.94102s783.
2. Selami Demirci et al., "Boron Increases the Cell Viability of Mesenchymal Stem Cells After Long-Term Cryopreservation," Cryobiology 68, no. 1 (February 2014): 139–46, https://doi.org/10.1016/j.cryobiol.2014.01.010.
3. George Dan Mogoşanu et al., "Calcium Fructoborate for Bone and Cardiovascular Health," Biological Trace Element Research 172, no. 2 (August 2016): 277–81, https://doi.org/10.1007/s12011-015-0590-2; Zbigniew Pietrzkowski et al., "Short-Term Efficacy of Calcium Fructoborate on Subjects with Knee Discomfort: A Comparative, Double-Blind, Placebo-Controlled Clinical Study," Clinical Interventions in Aging 9 (June 5, 2014): 895–99, https://doi.org/10.2147/CIA.S64590.
4. Ezgi Avşar Abdik et al., "Suppressive Role of Boron on Adipogenic Differentiation and Fat Deposition in Human Mesenchymal Stem Cells," Biological Trace Element Research 188, no. 2 (April 2019): 384–92, https://doi.org/10.1007/s12011-018-1428-5.
5. Anne Trafton, "Fasting Boosts Stem Cells' Regenerative Capacity," MIT News, May 3, 2018, http://news.mit.edu/2018/fasting-boosts-stem-cells-regenerative-capacity-0503.
6. Massimiliano Cerletti et al., "Short-Term Calorie Restriction Enhances Skeletal Muscle Stem Cell Function," Cell Stem Cell 10, no. 5 (May 4, 2012): P515–519, https://doi.org/10.1016/j.stem.2012.04.002.
7. Ting Lo et al., "Glucose Reduction Prevents Replicative Senescence and Increases Mitochondrial Respiration in Human Mesenchymal Stem Cells," Cell Transplantation 30, no. 6 (2011): 813–25, https://doi.org/10.3727/096368910X539100.
8. Maria Carmen Valero et al., "Eccentric Exercise Facilitates Mesenchymal Stem Cell Appearance in Skeletal Muscle," PLoS One 7, no. 1 (January 11, 2012): e29760, https://doi.org/10.1371/journal.pone.0029760.
9. Joerg Hucklenbroich et al., "Aromatic-Turmerone Induces Neural Stem Cell Proliferation in vitro and in vivo," Stem Cell Research & Therapy 5, no.4 (September 26, 2014): 100, https://doi.org/10.1186/scrt500.
10. Dong Suk Yoon et al., "SIRT1 Directly Regulates SOX2 to Maintain Self-Renewal and Multipotency in Bone Marrow-Derived Mesenchymal Stem Cells," Stem Cells 32, no. 12 (December 2014): 3219–31, https://doi.org/10.1002/stem.1811.
11. "Natural Ways to Increase Stem Cell Activity," Stem Cell The Magazine, October 18, 2017, https://stemcellthemagazine.com/2017/10/natural-ways-to-increase-stem-cell-activity/.
12. Tsung-Jung Ho et al., "Tai Chi Intervention Increases Progenitor CD34(+) Cells in Young Adults," Cell Transplantation 23, no. 4–5 (2014): 613–20, https://doi.org/10.3727/096368914X678355.
13. Koh, "A Good Night's Sleep Keeps Your Stem Cells Young," dkfz (Deutsches Krebsforschungszentrum), February 18, 2015, https://www.dkfz.de/en/presse/pressemitteilungen/2015/dkfz-pm-15-08-A-good-nights-sleep-keeps-your-stem-cells-young.php; Hoda Elkhenany, "Tissue Regeneration:Impact of Sleep on Stem Cell Regenerative Capacity," Life Sciences 214(December 1, 2018): 51–61, https://doi.org/10.1016/j.lfs.2018.10.057.
14. Makoto Kuro-o et al., "Mutation of the Mouse Klotho Gene Leads to a Syndrome Resembling Ageing," Nature 390, no. 6655 (November 6, 1997):45–51, https://doi.org/10.1038/36285.
15. Hiroshi Kurosu et al., "Suppression of Aging in Mice by the Hormone Klotho," Science 309, no. 5742 (September 16, 2005): 1829–33, https://doi.org/10.1126/science.1112766.
16. Richard D. Semba et al., "Plasma Klotho and Mortality Risk in Older Community-Dwelling Adults," Journals of Gerontology Series A: Biological Sciences & Medical Sciences 66, no. 7 (July 2011): 794–800, https://doi.org/10.1093/gerona/glr058.
17. Dan E. Arking et al., "Association of Human Aging with a Functional Variant of Klotho," Proceedings of the National Academy of Sciences of the USA 99, no. 2 (January 2002): 856–61, https://doi.org/10.1073/pnas.022484299.
18. Jennifer S. Yokoyama et al., "Variation in Longevity Gene KLOTHO Is Associated with Greater Cortical Volumes," Annals of Clinical and Translational Neurology 2, no. 3 (January 2015): 215–30, https://doi.

Meta-Analysis," BMJ 347 (December 19, 2013): f6879, https://doi.org/10.1136/bmj.f6879.
26. David L. Topping, Michihiro Fukushima, and Anthony R. Bird, "Resistant Starch as a Prebiotic and Synbiotic: State of the Art," Proceedings of the Nutrition Society 62, no. 1 (February 2003): 171–76, https://doi.org/10.1079/PNS2002224.
27. Akbar Aliasgharzadeh et al., "Resistant Dextrin, as a Prebiotic, Improves Insulin Resistance and Inflammation in Women with Type 2 Diabetes: A Randomised Controlled Clinical Trial," British Journal of Nutrition 113, no. 2 (January 28, 2015): 321–30, https://doi.org/10.1017/S000 7114514003675.
28. University of Colorado Denver, "Diet of Resistant Starch Helps the Body Resist Colorectal Cancer," ScienceDaily, February 19, 2013, www.science daily.com/releases/2013/02/130219140716.htm.
29. Kevin C. Maki et al., "Resistant Starch from High-Amylose Maize Increases Insulin Sensitivity in Overweight and Obese Men," Journal of Nutrition 142, no. 4 (April 2012): 717–23, https://doi.org/10.3945/jn.111.152975.
30. Christopher L. Gentile et al., "Resistant Starch and Protein Intake Enhances Fat Oxidation and Feelings of Fullness in Lean and Overweight/Obese Women," Nutrition Journal 14 (October 29, 2015): 113, https://doi.org/10.1186/s12937-015-0104–2.
31. Akira Andoh et al., "Comparison of the Gut Microbial Community Between Obese and Lean Peoples Using 16S Gene Sequencing in a Japanese Population," Journal of Clinical Biochemistry and Nutrition 59, no. 1 (July 2016): 65–70, https://doi.org/10.3164/jcbn.15-152.
32. Andoh et al., "Comparison."
33. Peter J. Turnbaugh et al., "A Core Gut Microbiome in Obese and Lean Twins," Nature 457, no. 7228 (January 22, 2009): 480–84, https://doi.org/10.1038/nature07540.
34. Saskia Van Hemert et al., "The Role of the Gut Microbiota in Mood and Behavior. Whether Psychobiotics Can Become an Alternative in Therapy in Psychiatry?," European Psychiatry 33, Supplement (March 2016): S26, https://doi.org/10.1016/j.eurpsy.2016.01.842.
35. Alessio Fasano, "Leaky Gut and Autoimmune Diseases," Clinical Reviews in Allergy and Immunology 42, no. 1 (February 2012): 71–78, https://doi.org/10.1007/s12016-011-8291-x.
36. Bjoern O. Schroeder et al., "Bifidobacteria or Fiber Protects Against Diet-Induced Microbiota-Mediated Colonic Mucus Deterioration," Cell Host & Microbe 23, no. 1 (January 10, 2018): P27–40, https://doi.org/10.1016/j.chom.2017.11.004.
37. Van Hemert et al., "Role of the Gut Microbiota."
38. Alper Evrensel and Mehmet Emin Ceylan, "The Gut-Brain Axis: The Missing Link in Depression," Clinical Psychopharmacology and Neuroscience 13, no. 3 (December 31, 2015): 239–44, https://doi.org/10.9758/cpn.2015.13.3.239.
39. Andrew H. Moeller et al., "Social Behavior Shapes the Chimpanzee Pan-Microbiome," Science Advances 2, no. 1 (January 15, 2016): e1500997, https://doi.org/10.1126/sciadv.1500997.
40. James Gallagher, "How Bacteria Are Changing Your Mood," BBC News, April 24, 2018, https://www.bbc.com/news/health-43815370.
41. Kirsten Tillisch et al., "Brain Structure and Response to Emotional Stimuli as Related to Gut Microbial Profiles in Healthy Women," Psychosomatic Medicine 79, no. 8 (October 2017): 905–13, https://doi.org/10.1097/PSY.0000000000000493.
42. Michael T. Bailey et al., "Exposure to a Social Stressor Alters the Structure of the Intestinal Microbiota: Implications for Stressor-Induced Immunomodulation," Brain, Behavior, and Immunity 25, no. 3 (March 2011):397–407, https://doi.org/10.1016/j.bbi.2010.10.023.
43. Peter C. Konturek, Thomas Brzozowski, and S. J. Konturek, "Stress and the Gut: Pathophysiology, Clinical Consequences, Diagnostic Approach and Treatment Options," Journal of Physiology and Pharmacology 62, no. 6 (December 2011): 591–99, https://www.ncbi.nlm.nih.gov/pubmed/22314561.
44. Martin F. Graham et al., "Collagen Synthesis by Human Intestinal Smooth Muscle Cells in Culture," Gastroenterology 92, no. 2 (February 1987):400–05, https://doi.org/10.1016/0016-5085(87)90134-X.

5. Grace Rattue, "Autoimmune Disease Rates Increasing," Medical News Today, June 22, 2012, https://www.medicalnewstoday.com/articles/246960.php.
6. Maria G. Dominguez-Bello et al., "Delivery Mode Shapes the Acquisition and Structure of the Initial Microbiota Across Multiple Body Habitats in Newborns," Proceedings of the National Academy of Sciences of the USA 107(June 29, 2010): 11971–75, https://doi.org/10.1073/pnas.1002601107.
7. Prescilla V. Jeurink et al., "Human Milk: A Source of More Life Than We Imagine," Beneficial Microbes 4, no. 1 (March 2013): 17–30, https://doi.org/10.3920/BM2012.0040.
8. Meghan B. Azad et al., "Gut Microbiota of Healthy Canadian Infants: Profiles by Mode of Delivery and Infant Diet at 4 Months," Canadian Medical Association Journal 185, no. 5 (March 19, 2013): 385–94, https://doi.org/10.1503/cmaj.121189.
9. Koenig et al., "Succession of Microbial Consortia."
10. Quang N. Nguyen et al., "The Impact of the Gut Microbiota on Humoral Immunity to Pathogens and Vaccination in Early Infancy," PLoS Pathogens 12, no. 2 (December 2016): e1005997, https://doi.org/10.1371/journal.ppat.1005997.
11. Evalotte Decker, Mathias Hornef, and Silvia Stockinger, "Cesarean Delivery Is Associated with Celiac Disease but Not Inflammatory Bowel Disease in Children," Gut Microbes 2 (2011): 91–98, https://doi.org/10.4161/gmic.2.2.15414.
12. Amy Langdon, Nathan Crook, and Gautam Dantas, "The Effects of Antibiotics on the Microbiome Throughout Development and Alternative Approaches for Therapeutic Modulation," Genome Medicine 8 (2016): 39, https://doi.org/10.1186/s13073-016-0294-z.
13. Robert J. Ferrante et al., "Histone Deacetylase Inhibition by Sodium Butyrate Chemotherapy Ameliorates the Neurodegenerative Phenotype in Huntington's Disease Mice," Journal of Neuroscience 23, no. 28 (October 15, 2003): 9418–27, https://doi.org/10.1523/JNEUROSCI.23-28-09418.2003.
14. Mingyao Ying et al., "Sodium Butyrate Ameliorates Histone Hypoacetylation and Neurodegenerative Phenotypes in a Mouse Model for DRPLA," Journal of Biological Chemistry 281, no. 18 (May 5, 2006): 12580–86, https://doi.org/10.1074/jbc.M511677200.
15. Will Chu, "Review Reiterates Fibre's Prebiotic Benefits in Warding Off Stroke and Diabetes," NUTRAingredients.com, January 11, 2019, https://www.nutraingredients.com/Article/2019/01/09/Review-reiterates-fibre-s-prebiotic-benefits-in-warding-off-stroke-and-diabetes.
16. Katie A. Meyer et al., "Carbohydrates, Dietary Fiber, and Incident Type 2 Diabetes in Older Women," American Journal of Clinical Nutrition 71, no. 4 (April 2000): 921–30, https://doi.org/10.1093/ajcn/71.4.921.
17. Yikyung Park et al., "Dietary Fiber Intake and Risk of Breast Cancer in Postmenopausal Women: The National Institutes of Health–AARP Diet and Health Study," American Journal of Clinical Nutrition 90, no. 3 (September 2009): 664–71, https://doi.org/10.3945/ajcn.2009.27758.
18. James M. Lattimer and Mark D. Haub, "Effects of Dietary Fiber and Its Components on Metabolic Health," Nutrients 2, no. 12 (December 2010):1266–89, https://doi.org/10.3390/nu2121266.
19. Chunye Chen et al., "Therapeutic Effects of Soluble Dietary Fiber Consumption on Type 2 Diabetes Mellitus," Experimental and Therapeutic Medicine 12, no. 2 (August 2016): 1232–42, https://doi.org/10.3892/etm.2016.3377.
20. Chen et al., "Therapeutic Effects."
21. Karin de Punder and Leo Pruimboom, "The Dietary Intake of Wheat and Other Cereal Grains and Their Role in Inflammation," Nutrients 5, no. 3(2013): 771–87, https://doi.org/10.3390/nu5030771.
22. A. Pusztai et al., "Antinutritive Effects of Wheat-Germ Agglutinin and Other N-Acetylglucosamine-Specific Lectins," British Journal of Nutrition 70, no. 1 (July 1993): 313–21, https://doi.org/10.1079/BJN19930124.
23. Martinette T. Streppel et al., "Dietary Fiber Intake in Relation to Coronary Heart Disease and All-Cause Mortality over 40 y: The Zutphen Study," American Journal of Clinical Nutrition 88, no. 4 (October 2008): 1119–25, https://doi.org/10.1093/ajcn/88.4.1119.
24. Park et al., "Dietary Fiber Intake."
25. Diane E. Threapleton et al., "Dietary Fibre Intake and Risk of Cardiovascular Disease: Systematic Review and

4. Giuseppe M. Rosano et al., “Low Testosterone Levels Are Associated with Coronary Artery Disease in Male Patients with Angina,” International Journal of Impotence Research 19, no. 2 (March–April 2007): 176–82, https ://doi.org/10.1038/sj.ijir.3901504.
5. Rishi Sharma et al., “Normalization of Testosterone Level Is Associated with Reduced Incidence of Myocardial Infarction and Mortality In Men,” European Heart Journal 36, no. 40 (October 21, 2015): 2706–15, https://doi.org/10.1093/eurheartj/ehv346.
6. Thomas G. Travison et al., “A Population-Level Decline in Serum Testosterone Levels in American Men,” Journal of Clinical Endocrinology & Metabolism 92, no. 1 (January 2007): 196–202, https://doi.org/10.1210/jc.2006–1375.
7. Jeff S. Volek et al., “Testosterone and Cortisol in Relationship to Dietary Nutrients and Resistance Exercise,” Journal of Applied Physiology 82, no.1(1997): 49–54, https://doi.org/10.1152/jappl.1997.82.1.49.
8. Esa Hamalainen et al., “Diet and Serum Sex Hormones in Healthy Men,” Journal of Steroid Biochemistry 20, no. 1 (1984): 459–64, https://doi.org/10.1016/0022-4731(84)90254-1
9. E. Wehr et al., “Association of Vitamin D Status with Serum Androgen Levels in Men,” Clinical Endocrinology 73, no. 2 (August 2010): 243–48, https://doi.org/10.1111/j.1365-2265.2009.03777.x.
10. Susan Jobling et al., “A Variety of Environmentally Persistent Chemicals, Including Some Phthalate Plasticizers, Are Weakly Estrogenic,” Environmental Health Perspectives 103, no. 6 (June 1995): 582–87, https://doi.org/10.1289/ehp.95103582.
11. Edwin J. Routledge et al., “Some Alkyl Hydroxy Benzoate Preservatives(Parabens) Are Estrogenic,” Toxicology and Applied Pharmacology 153, no.1 (December 1998): 12–19, https://doi.org/10.1006/taap.1998.8544.
12. Katrina Woznicki, “Birth Control Pills Put Brakes on Women's Sex Drive,” WebMD, May 5, 2010, https://www.webmd.com/sex/birth-control/news/20100505/birth-control-pills-put-brakes-on-womens-sex-drive#2.
13. Claudia Panzer et al., “Impact of Oral Contraceptives on Sex Hormone-Binding Globulin and Androgen Levels: A Retrospective Study in Women with Sexual Dysfunction,” Journal of Sexual Medicine 3, no. 1 (January 2006): 104–13, https://doi.org/10.1111/j.1743-6109.2005.00198.x.
14. William J. Kraemer et al., “Endogenous Anabolic Hormonal and Growth Factor Responses to Heavy Resistance Exercises in Males and Females,” International Journal of Sports Medicine 12, no. 2 (May 1991): 228–35, https://doi.org/10.1055/s-2007-1024673.
15. Patrick Wahl, “Hormonal and Metabolic Responses to High Intensity Interval Training,” Journal of Sports Medicine & Doping Studies 3 (January 24, 2013): e132, https://doi.org/10.4172/2161-0673.1000e132.
16. European Society of Cardiology, “Endurance but Not Resistance Training Has Anti-Aging Effects,” EurekAlert!, November 27, 2018, https://www.eurekalert.org/pub_releases/2018-11/esoc-ebn112618.php.
17. Andrew B. Dollins et al., “L-Tyrosine Ameliorates Some Effects of Lower Body Negative Pressure Stress,” Physiology & Behavior 57, no. 2 (February 1995): 223–30, https://doi.org/10.1016/0031-9384(94)00278-D.
18. Yue-Feng Chen and Martin Gerdes, “Deadly Connection: Hypothyroidism and Heart Disease,” Diagnostic and Interventional Cardiology, March 15, 2007, https://www.dicardiology.com/article/deadly-connection-hypothyroidism-and-heart-disease.

第９章　腸を呼び覚ます

1. Vienna E. Brunt et al., “Suppression of the Gut Microbiome Ameliorates Age-Related Arterial Dysfunction and Oxidative Stress in Mice,” Journal of Physiology 597, no. 9 (May 2019): 2361–78, https://doi.org/10.1113/JP277336.
2. Ron Sender, Shai Fuchs, and Ron Milo, “Revised Estimates for the Number of Human and Bacteria Cells in the Body,” PLoS Biology 14, no. 8(August 19, 2016): e1002533, https://doi.org/10.1371/journal.pbio.1002533.
3. Jeremy E. Koenig et al., “Succession of Microbial Consortia in the Developing Infant Gut Microbiome,” Proceedings of the National Academy of Sciences of the USA 108, Supplement 1 (March 15, 2011): 4578–85, https://doi.org/10.1073/pnas.1000081107.
4. Martin J. Wolff, Mara J. Broadhurst, and Png Loke, “Helminthic Therapy:Improving Mucosal Barrier Function,” Trends in Parasitology 28, no. 5 (May 2012): 187–94, https://doi.org/10.1016/j.pt.2012.02.008.

6. Yanlong Jia et al., "Thallium at the Interface of Soil and Green Cabbage(Brassica oleracea L. var. capitata L.): Soil-Plant Transfer and Influencing Factors," Science of the Total Environment 450–51 (April 15, 2013): 140–47, https://doi.org/10.1016/j.scitotenv.2013.02.008.
7. Zenping Ning et al., "High Accumulation and Subcellular Distribution of Thallium in Green Cabbage (Brassica oleracea L. Var. Capitata L.)," International Journal of Phytoremediation 17, no. 11 (2015): 1097–104, https://doi.org/10.1080/15226514.2015.1045133.
8. Sung Kyun Park et al., "Associations of Blood and Urinary Mercury with Hypertension in U.S. Adults: The NHANES 2003–2006," Environmental Research 123 (May 2013): 25–32, https://doi.org/10.1016/j.envres.2013.02.003;Mark C. Houston, "Role of Mercury Toxicity in Hypertension, Cardiovascular Disease, and Stroke," Journal of Clinical Hypertension 13, no. 8 (August 2011): 621–27, https://doi.org/10.1111/j.1751-7176.2011.00489.x.
9. Arif Tasleem Jan et al., "Heavy Metals and Human Health: Mechanistic Insight into Toxicity and Counter Defense System of Antioxidants," International Journal of Molecular Sciences 16, no. 12 (2015): 29592–630, https://doi.org/10.3390/ijms161226183.
10. V. V. Frolkis et al., "Effect of Enterosorption on Animal Lifespan," Biomaterials, Artificial Cells and Artificial Organs 17, no. 3 (1989): 341–51, https://doi.org/10.3109/10731198909118290.
11. Pasi Kuusisto et al., "Effect of Activated Charcoal on Hypercholesterolaemia," The Lancet 2, no. 8503 (August 16, 1986): 366–67, https://doi.org/10.1016/S0140-6736(86)90054-1.
12. "Activated Carbon: An Overview," ScienceDirect, https://www.sciencedirect. com/topics/pharmacology-toxicology-and-pharmaceutical-science/activated-carbon.
13. Antonello Santini and Alberto Ritieni, "Aflatoxins: Risk, Exposure and Remediation," in Aflatoxins—Recent Advances and Future Prospects, ed. Mehdi Razzaghi-Abyaneh (IntechOpen, January 23, 2013), https://www.intechopen.com/books/aflatoxins-recent-advances-and-future-prospects/aflatoxins-risk-exposure-and-remediation.
14. Takuya Uchikawa et al., "Enhanced Elimination of Tissue Methymercury in Parachlorella beijerinckii-Fed Mice," Journal of Toxicological Sciences 36, no. 1 (January 2011): 121–26, https://doi.org/10.2131/jts.36.121.
15. Dorothy A. Kieffer, Roy J. Martin, and Sean H. Adams, "Impact of Dietary Fibers on Nutrient Management and Detoxification Organs: Gut, Liver, and Kidneys," Advances in Nutrition 7, no. 6 (November 2016): 1111–21, https://doi.org/10.3945/an.116.013219.
16. Isaac Eliaz et al., "The Effect of Modified Citrus Pectin on Urinary Excretion of Toxic Elements," Phytotherapy Research 20, no. 10 (October 2006):849–64, https://doi.org/10.1002/ptr.1953.
17. Vladislav V. Glinsky and Avraham Raz, "Modified Citrus Pectin Anti-Metastatic Properties: One Bullet, Multiple Targets," Carbohydrate Research 344, no. 14 (September 28, 2008): 1788–91, https://doi.org/10.1016/j.carres.2008.08.038.
18. Margaret E. Sears, Kathleen J. Kerr, and Riina I. Bray, "Arsenic, Cadmium, Lead, and Mercury in Sweat: A Systematic Review," Journal of Environmental and Public Health 2012 (2012): 184745, https://doi.org/10.1155/2012/184745.
19. Larry A. Tucker, "Physical Activity and Telomere Length in U.S. Men and Women: An NHANES Investigation," Preventive Medicine 100 (July 2017):145–51, https://doi.org/10.1016/j.ypmed.2017.04.027.

第8章　活力をたぎらせる

1. C. C. Zouboulis and E. Makrantonaki, "Hormonal Therapy of Intrinsic Aging," Rejuvenation Research 15, no. 3 (June 2012): 302–12, https://doi.org/10.1089/rej.2011.1249.
2. Cynthia K. Sites, "Bioidentical Hormones for Menopausal Therapy," Women's Health 4, no. 2 (March 2008): 163–71, https://doi.org/10.2217/17455057.4.2.163.
3. Peter J. Snyder et al., "Effect of Testosterone Treatment on Body Composition and Muscle Strength in Men Over 65 Years of Age," Journal of Clinical Endocrinology & Metabolism 84, no. 8 (August 1, 1999): 2647–53, https://doi.org/10.1210/jcem.84.8.5885.

Rats," Journal of Clinical Biochemistry and Nutrition 42, no. 1 (January 2008): 29–34, https://doi.org/10.3164/jcbn.2008005.
15. Bo-qing Zhu et al., "Pyrroloquinoline Quinone (PQQ) Decreases Myocardial Infarct Size and Improves Cardiac Function in Rat Models of Ischemia and Ischemia/Reperfusion," Cardiovascular Drugs and Therapy 18, no. 6(November 2004): 421–31, https://doi.org/10.1007/s10557-004-6219-x.
16. Pere Puigserver, "Tissue-Specific Regulation of Metabolic Pathways Through the Transcriptional Coactivator PGC1-alpha," International Journal of Obesity 29, Supplement 1 (March 2005): S5–S9, https://doi.org/10.1038/sj.ijo.0802905.
17. Chanoch Miodownik et al., "Serum Levels of Brain-Derived Neurotrophic Factor and Cortisol to Sufate of Dehydroepiandrosterone Molar Ratio Associated with Clinical Response to L-Theanine as Augumentation of Antipsychotic Therapy in Schizophrenia and Schizoaffective Disorder Patients," Clinical Neuropharmacology 34, no. 4 (July–August 2011): 155–60, https://doi.org/10.1097/WNF.0b013e318220d8c6.
18. Kenta Kimura et al., "L-Theanine Reduces Psychological and Physiological Stress Responses," Biological Psychology 74, no. 1 (January 2007): 39–45, https://doi.org/10.1016/j.biopsycho.2006.06.006.
19. Anna Christina Nobre, Anling Rao, and Gail N. Owen, "L-Theanine, a Natural Constituent in Tea, and Its Effect on Mental State," Asia Pacific Journal of Clinical Nutrition 17, Supplement 1 (2008): 167–68, https://www.ncbi.nlm.nih.gov/pubmed/18296328.
20. Crystal F. Haskell et al., "The Effects of L-Theanine, Caffeine and Their Combination on Cognition and Mood," Biological Psychology 77, no. 2 (February 2008): 113–22, https://doi.org/10.1016/j.biopsycho.2007.09.008.
21. Puei-Lene Lai et al., "Neurotrophic Properties of the Lion's Mane Medicinal Mushroom, Hericium erinaceus (Higher Basidiomycetes) from Malaysia," International Journal of Medicinal Mushrooms 15, no. 6 (2013):539–54, https://doi.org/10.1615/IntJMedMushr.v15.i6.30.
22. Leigh Hopper, "Curcumin Improves Memory and Mood, New UCLA Study Says," UCLA Newsroom, January 22, 2018, http://newsroom.ucla.edu/releases/curcumin-improves-memory-and-mood-new-ucla-study-says.
23. Annu Khajuria, N. Thusu, and U. Zutshi, "Piperine Modulates Permeability Characteristics of Intestine by Inducing Alterations in Membrane Dynamics: Influence on Brush Border Membrane Fluidity, Ultrastructure and Enzyme Kinetics," Pytomedicine 9, no. 3 (April 2002): 224–31, https ://doi.org/10.1078/0944-7113-00114.
24. Guy-Armel Bounda and Yu Feng, "Review of Clinical Studies of Polygonum multiflorum Thunb. and Its Isolated Bioactive Compounds," Pharmacognosy Research 7, no. 3 (July–September 2015): 225–36, https://doi.org/10.4103/0974-8490.157957.
25. Hye Jin Park, Nannan Zhang, and Dong Ki Park, "Topical Application of Polygonum multiflorum Extract Induces Hair Growth of Resting Hair Follicles Through Upregulating Shh and β -Catenin Expression in C57BL/6 Mice," Journal of Ethnopharmacology 135, no. 2 (May 17, 2011): 369–75, https://doi.org/10.1016/j.jep.2011.03.028; Ya Nan Sun et al., "Promotion Effect of Constituents from the Root of Polygonum multiflorum on Hair Growth," Bioorganic & Medicinal Chemistry Letters 23, no. 17 (September 1, 2013): 4801–05, https://doi.org/10.1016/j.bmcl.2013.06.098.

第7章　重金属をデトックスする

1. Tchounwou et al., "Heavy Metal."
2. Monisha Jaishankar et al., "Toxicity, Mechanism and Health Effects of Some Heavy Metals," Interdisciplinary Toxicology 7, no. 2 (June 2014): 60–72, https://doi.org/10.2478/intox-2014-0009.
3. Bruce P. Lanphear et al., "Low-Level Lead Exposure and Mortality in US Adults: A Population-Based Cohort Study," The Lancet: Public Health 3, no. 4 (April 1, 2018): PE177–E184, https://doi.org/10.1016/S2468-2667(18)30025-2.
4. Petra Cvjetko, Ivan Cvjetko, and Mirjana Pavlica, "Thallium Toxicity in Humans," Arh Hig Rada Toksikol 61, no. 1 (March 2010): 111–19, https://doi.org/10.2478/10004-1254-61-2010-1976.
5. J. Pavličkova et al., "Uptake of Thallium from Artificially Contaminated Soils by Kale (Brassica oleracea L. var. acephala)," Plant, Soil and Environment 52, no. 12 (December 2006): 484–91, https://doi.org/10.17221/3545-PSE.

Human Osteosarcoma Cell Line via Increased ATP," Photodiagnosis and Photodynamic Therapy 12, no. 1 (March 2015): 123–30, https://doi.org/10.1016/j.pdpdt.2014.10.009.
14. Ulrike H. Mitchell and Gary L. Mack, "Low-Level Laser Treatment with Near-Infrared Light Increases Venous Nitric Oxide Levels Acutely: A Single-Blind, Randomized Clinical Trial of Efficacy," American Journal of Physical Medicine & Rehabilitation 92, no. 2 (February 2013): 151–56, https://doi.org/10.1097/PHM.0b013e318269d70a.
15. Stephen J. Genuis et al., "Blood, Urine, and Sweat (BUS) Study: Monitoring and Elimination of Bioaccumulated Toxic Elements," Archives of Environmental Contamination and Toxicology 61, no. 2 (August 2011): 344–57,https://doi.org/10.1007/s00244-010-9611-5.
16. Hisashi Naito et al., "Heat Stress Attenuates Skeletal Muscle Atrophy in Hindlimb-Unweighted Rats," Journal of Applied Physiology 88, no. 1 (January 2000): 359–63, https://doi.org/10.1152/jappl.2000.88.1.359.

第6章　脳を進化させる

1. Sue McGreevey, "Brain Checkpoint," Harvard Medical School News and Research, October 25, 2018, https://hms.harvard.edu/news/brain-checkpoint.
2. Brian Giunta et al., "Inflammaging as a Prodrome to Alzheimer's Disease," Journal of Neuroinflammation 5 (2008): 51, https://doi.org/10.1186/1742-2094-5-51.
3. Roger J. Mullins et al., "Insulin Resistance as a Link Between Amyloid-Beta and Tau Pathologies in Alzheimer's Disease," Frontiers in Aging Neuroscience 9 (May 3, 2017): 118, https://doi.org/10.3389/fnagi.2017.00118.
4. Kimberly P. Kinzig, Mary Ann Honors, and Sara L. Hargrave, "Insulin Sensitivity and Glucose Tolerance Are Altered by Maintenance on a Ketogenic Diet," Endocrinology 151, no. 7 (July 2010): 3105–14, https://doi.org/10.1210/en.2010-0175.
5. John C. Newman and Eric Verdin, "Ketone Bodies as Signaling Metabolites," Trends in Endocrinology & Metabolism 25, no. 1 (January 2014):42–52, https://doi.org/10.1016/j.tem.2013.09.002.
6. Giovanni Ghirlanda et al., "Evidence of Plasma CoQ10-Lowering Effect by HMG-CoA Reductase Inhibitors: A Double-Blind, Placebo-Controlled Study," Journal of Clinical Pharmacology 33, no. 3 (1993): 226–29, https://doi.org/10.1002/j.1552-4604.1993.tb03948.x.
7. K. Murase et al., "Stimulation of Nerve Growth Factor Synthesis/Secretion in Mouse Astroglial Cells by Coenzymes," Biochemistry and Molecular Biology International 30, no. 4 (July 1993): 615–21, https://www.ncbi.nlm.nih.gov/pubmed/8401318.
8. Natsumi Noji et al., "Simple and Sensitive Method for Pyrroloquinoline Quinone (PQQ) Analysis in Various Foods Using Liquid Chromatography/Electrospray-Ionization Tandem Mass Spectrometry," Journal of Agricultural and Food Chemistry 55, no. 18 (September 5, 2007): 7258–63, https://doi.org/10.1021/jf070483r.
9. K. A. Bauerly et al., "Pyrroloquinoline Quinone Nutritional Status Alters Lysine Metabolism and Modulates Mitochondrial DNA Content in the Mouse and Rat," Biochimica et Biophysica Acta 1760, no. 11 (November 2006): 1741–48, https://doi.org/10.1016/j.bbagen.2006.07.009.
10. Calliandra B. Harris et al., "Dietary Pyrroloquinoline Quinone (PQQ) Alters Indicators of Inflammation and Mitochondrial-Related Metabolism in Human Subjects," The Journal of Nutritional Biochemistry 24, no. 12(December 2013): 2076–84, https://doi.org/10.1016/j.jnutbio.2013.07.008.
11. K. Bauerly et al., "Altering Pyrroloquinoline Quinone Nutritional Status Modulates Mitochondrial, Lipid, and Energy Metabolism in Rats," PLoS One 6, no. 7 (2011): e21779, https://doi.org/10.1371/journal.pone.0021779.
12. Kana Nunome et al., "Pyrroloquinoline Quinone Prevents Oxidative Stress-Induced Neuronal Death Probably Through Changes in Oxidative Status of DJ-1," Biological and Pharmaceutical Bulletin 31, no. 7 (July 2008): 1321–26, https://doi.org/10.1248/bpb.31.1321.
13. Francene M. Steinberg, M. Eric Gershwin, and Robert B. Rucker, "Dietary Pyrroloquinoline Quinone: Growth and Immune Response in BALB/c Mice," The Journal of Nutrition 124, no. 5 (May 1994): 744–53, https://doi.org/10.1093/jn/124.5.744.
14. Kei Ohwada et al., "Pyrroloquinoline Quinone (PQQ) Prevents Cognitive Deficit Caused by Oxidative Stress in

and Prostate Cancer Risk in Spain(MCC-Spain Study)," Environmental Health Perspectives 126, no. 4 (April 23, 2018): 047011, https://doi.org/10.1289/EHP1837.
26. Aziz Sancar et al., "Circadian Clock Control of the Cellular Response to DNA Damage," FEBS Letters 584, no. 12 (June 18, 2010): 2618–25, https://doi.org/10.1016/j.febslet.2010.03.017.
27. Tosini, Ferguson, and Tsubota, "Effects."
28. Bright Focus Foundation, "Age-Related Macular Degeneration: Facts and Figures," last modified January 5, 2016, https://www.brightfocus.org/macular/article/age-related-macular-facts-figures.
29. Edward Loane et al., "Transport and Retinal Capture of Lutein and Zeaxanthin with Reference to Age-Related Macular Degeneration," Survey of Ophthalmology 53, no. 1 (January–February 2008): 68–81, https://doi.org/10.1016/j.survophthal.2007.10.008; Le Ma et al., "Effect of Lutein and Zeaxanthin on Macular Pigment and Visual Function in Patients with Early Age-Related Macular Degeneration," Ophthalmology 119, no. 11 (November 2012): 2290–97, https://doi.org/10.1016/j.ophtha.2012.06.014.

第５章　照明でエナジーチャージする

1. Ya Li et al., "Melatonin for the Prevention and Treatment of Cancer," Oncotarget 8, no. 24 (June 2017): 39896–921, https://doi.org/10.18632/oncotarget.16379.
2. Bhagyesh R. Sarode et al., "Light Control of Insulin Release and Blood Glucose Using an Injectable Photoactivated Depot," Molecular Pharmacology 13, no. 11 (November 7, 2016): 3835–41, https://doi.org/10.1021/acs.molpharmaceut.6b00633; Marla Paul, "Exposure to Bright Light May Alter Blood Sugar," Futurity, May 19, 2016, https://www.futurity.org/bright-light-metabolism-1166262–2/.
3. Nataliya A. Rybnikova, A. Haim, and Boris A. Portnov, "Does Artificial Light-at-Night Exposure Contribute to the Worldwide Obesity Pandemic?," International Journal of Obesity 40, no. 5 (May 2016): 815–23, https://doi.org/10.1038/ijo.2015.255.
4. Bernard F. Godley et al., "Blue Light Induces Mitochondrial DNA Damage and Free Radical Production in Epithelial Cells," The Journal of Biological Chemistry 280, no. 22 (June 3, 2005): 21061–66, https://doi.org/10.1074/jbc.M502194200.
5. Hajime Ishii et al., "Seasonal Variation of Glycemic Control in Type-2 Diabetic Patients," Diabetes Care 24, no. 8 (August 2001): 1503, https://doi.org/10.2337/diacare.24.8.1503.
6. Sian Geldenhuys et al., "Ultraviolet Radiation Suppresses Obesity and Symptoms of Metabolic Syndrome Independently of Vitamin D in Mice Fed a High-Fat Diet," Diabetes 63, no. 11 (November 2011): 3759–69, https://doi.org/10.2337/db13-1675.
7. Daniel Barolet, Francois Christiaens, and Michael R. Hamblin, "Infrared and Skin: Friend or Foe," Journal of Photochemistry and Photobiology B: Biology 155 (February 2016): 78–85, https://doi.org/10.1016/j.jphotobiol.2015.12.014.
8. Pelle G. Lindqvist et al., "Avoidance of Sun Exposure as a Risk Factor for Major Causes of Death: A Competing Risk Analysis of the Melanoma in Southern Sweden Cohort," Journal of Internal Medicine 280, no. 4 (October 2016): 375–87, https://doi.org/10.1111/joim.12496.
9. Douglas Main, "Why Insect Populations Are Plummeting—and Why It Matters," National Geographic, February 14, 2019, https://www.national geographic.com/animals/2019/02/why-insect-populations-are-plummeting-and-why-it-matters/.
10. Cleber Ferraresi, Michael R. Hamblin, and Nivaldo A. Parizotto, "Low-Level Laser (Light) Therapy (LLLT) on Muscle Tissue: Performance, Fatigue and Repair Benefited by the Power of Light," Photonics & Lasers inMedicine 1, no. 4 (November 1, 2012): 267–86, https://doi.org/10.1515/plm-2012–0032.
11. Lilach Gavish et al., "Low Level Laser Irradiation Stimulates Mitochondrial Membrane Potential and Disperses Subnuclear Promyelocytic Leukemia Protein," Lasers in Surgery and Medicine 35, no. 5 (December 2004):369–76, https://doi.org/10.1002/lsm.20108.
12. Pinar Avci et al., "Low-Level Laser (Light) Therapy (LLLT) in Skin: Stimulating, Healing, Restoring," Seminars in Cutaneous Medicine and Surgery 32, no.1 (2013): 41–52, https://www.ncbi.nlm.nih.gov/pubmed/24049929.
13. Shang-Ru Tsai et al., "Low-Level Light Therapy Potentiates NPe6-Mediated Photodynamic Therapy in a

1747.2001.01373.x.

4. Philippa J. Carter et al., "Longitudinal Analysis of Sleep in Relation to BMI and Body Fat in Children: The FLAME Study," BMJ 342 (May 26, 2011):d2712, https://doi.org/10.1136/bmj.d2712.
5. Josephine Arendt, "Shift Work: Coping with the Biological Clock," Occupational Medicine 60, no. 1 (January 2010): 10–20, https://doi.org/10.1093/occmed/kqp162.
6. Guglielmo Beccuti and Silvana Pannain, "Sleep and Obesity," Current Opinion in Clinical Nutrition & Metabolic Care 14, no. 4 (July 2011): 402–12, https://doi.org/10.1097/MCO.0b013e3283479109.
7. Lulu Xie et al., "Sleep Drives Metabolite Clearance from the Adult Brain," Science 342, no. 6156 (October 18, 2013): 373–77, https://doi.org/10.1126/science.1241224.
8. Hedok Lee et al., "The Effect of Body Posture on Brain Glymphatic Transport," The Journal of Neuroscience 34, no. 31 (August 5, 2015): 11034–44, https://doi.org/10.1523/JNEUROSCI.1625-15.2015.
9. Masatoshi Fujita et al., "Effects of Posture on Sympathetic Nervous Modulation in Patients with Chronic Heart Failure," The Lancet 356, no. 9244 (November 25, 2000): 1822–23, https://doi.org/10.1016/S0140-6736(00)03240-2.
10. Ryan J. Ramezani and Peter W. Stacpoole, "Sleep Disorders Associated with Primary Mitochondrial Diseases," Journal of Clinical Sleep Medicine: JCSM 10, no. 11 (November 15, 2014): 1233–39, https://doi.org/10.5664/jcsm.4212.
11. Wendy M. Troxel et al., "Sleep Symptoms Predict the Development of the Metabolic Syndrome," Sleep 33, no. 12 (December 2010): 1633–40, https://doi.org/10.1093/sleep/33.12.1633.
12. Daniel F. Kripke et al., "Mortality Related to Actigraphic Long and ShortSleep," Sleep Medicine 12, no. 1 (January 2011): 28–33, https://www.ncbi.nlm.nih.gov/pubmed/11825133.
13. Joel H. Benington and H. Craig Heller, "Restoration of Brain Energy Metabolism as the Function of Sleep," Progress in Neurobiology 45, no. 4 (March 1995): 347–60, https://doi.org/10.1016/0301-0082(94)00057-0.
14. Scott A. Cairney et al., "Mechanisms of Memory Retrieval in Slow-Wave Sleep," Sleep 40, no. 9 (September 2017): zsx114, https://doi.org/10.1093/sleep/zsx114.
15. Scott A. Cairney et al., "Complementary Roles of Slow-Wave Sleep and Rapid Eye Movement Sleep in Emotional Memory Consolidation," Cerebral Cortex 25, no. 6 (June 2015): 1565–75, https://doi.org/10.1093/cercor/bht349.
16. Judith A. Floyd et al., "Changes in REM-Sleep Percentage over the Adult Lifespan," Sleep 30, no. 7 (July 1, 2007): 829–36, https://doi.org/10.1093/sleep/30.7.829.
17. "How Many Hours of Deep Sleep Does One Need?," New Health Advisor, https://www.newhealthadvisor.com/How-Much-Deep-Sleep-Do-You-Need.html.
18. "Sleep Restriction May Reduce Heart Rate Variability," Medscape, June 15, 2007, https://www.medscape.com/viewarticle/558331.
19. J. Gouin et al., "Heart Rate Variability Predicts Sleep Efficiency," Sleep Medicine 14, no. 1 (December 2013): e142, https://doi.org/10.1016/j.sleep.2013.11.321.
20. Robert E. Strong et al., "Narrow-Band Blue-Light Treatment of Seasonal Affective Disorder in Adults and the Influence of Additional Nonseasonal Symptoms," Depression and Anxiety 26, no. 3 (2009): 273–78, https://doi.org/10.1002/da.20538.
21. Gianluca Tosini, Ian Ferguson, and Kazuo Tsubota, "Effects of Blue Light on the Circadian System and Eye Physiology," Molecular Vision 22 (January 24, 2016): 61–72, https://www.ncbi.nlm.nih.gov/pubmed/26900325;Anne-Marie Chang et al., "Evening Use of Light-Emitting eReaders Negatively Affects Sleep, Circadian Timing, and Next-Morning Alertness," Proceedings of the National Academy of Sciences of the USA 112, no. 4 (January 27, 2015): 1232–37, https://doi.org/10.1073/pnas.1418490112.
22. Tosini, Ferguson, and Tsubota, "Effects."
23. Chang et al., "Evening Use."
24. Karine Spiegel et al., "Effects of Poor and Short Sleep on Glucose Metabolism and Obesity Risk," Nature Reviews Endocrinology 5, no. 5 (2009):253–61, https://doi.org/10.1038/nrendo.2009.23.
25. Ariadna Garcia-Saenz et al., "Evaluating the Association Between Artificial Light-at-Night Exposure and Breast

of Natural Sciences 13, no. 2 (2012): 87–94, https://www.researchgate.net/publication/268515453_anti-throid_effects_of_pufas_polyunsaturated_fats_and_herbs.
7. Okinawa Institute of Science and Technology (OIST) Graduate University, "Fasting Ramps Up Human Metabolism, Study Shows," ScienceDaily, January 31, 2019, https://www.sciencedaily.com/releases/2019/01/190131113934.htm.
8. Mehrdad Alirezaei et al., "Short-Term Fasting Induces Profound Neuronal Autophagy," Autophagy 6, no. 6 (August 2010): 702–10, https://doi.org/10.4161/auto.6.6.12376.
9. Behnam Sadeghirad et al., "Islamic Fasting and Weight Loss: A Systematic Review and Meta-Analysis," Public Health Nutrition 17, no. 2 (February 1, 2014): 396–406, https://doi.org/10.1017/S1368980012005046.
10. Mark P. Mattson, Wenzhen Duan, and Zhihong Guo, "Meal Size and Frequency Affect Neuronal Plasticity and Vulnerability to Disease: Cellular and Molecular Mechanisms," Journal of Neurochemistry 84, no. 3 (February 2003): 417–31, https://doi.org/10.1046/j.1471-4159.2003.01586.x.
11. Elisa Parra-Ortiz et al., "Effects of Oxidation on the Physicochemical Properties of Polyunsaturated Lipid Membranes," Journal of Colloid and Interface Science 538 (March 7, 2019): 404–19, https://doi.org/10.1016/j.jcis.2018.12.007.
12. National Institutes of Health, Office of Dietary Supplements, "Omega-3 Fatty Acids: Fact Sheet for Health Professionals," U.S. Department of Health and Human Services, last modified November 21, 2018, https://ods.od.nih.gov/factsheets/Omega3FattyAcids-HealthProfessional/.
13. Neal Simonsen et al., "Adipose Tissue Omega-3 and Omega-6 Fatty Acid Content and Breast Cancer in the EURAMIC Study," American Journal of Epidemiology 147, no. 4 (February 15, 1998): 342–52, https://doi.org/10.1093/oxfordjournals.aje.a009456; Sanjoy Ghosh, Elizabeth M. Novak, and Sheila M. Innis, "Cardiac Proinflammatory Pathways Are Altered with Different Dietary n-6 Linoleic to n-3 Alpha-Linolenic Acid Ratios in Normal, Fat-Fed Pigs," American Journal of Physiology: Heart and Circulatory Physiology 293, no. 5 (November 2007): H2919–27, https://doi.org/10.1152/ajpheart.00324.2007; Urmila Nair, Helmut Bartsch, and Jagadeesan Nair, "Lipid Peroxidation-Induced DNA Damage in Cancer-Prone Inflammatory Diseases: A Review of Published Adduct Types and Levels in Humans," Free Radical Biology & Medicine 43, no. 8 (October 2007): 1109–20, https://doi.org/10.1016/j.freeradbiomed.2007.07.012;Veronique Chajes and Philippe Bougnoux, "Omega-6/Omega-3 Polyunsaturated Fatty Acid Ratio and Cancer," in Omega 6/Omega 3 Fatty Acid Ratio: The Scientific Evidence, World Review of Nutrition and Dietetics, vol. 92, ed. Artemis P. Simopoulos and Leslie G. Cleland (Basel, CH:Karger, 2003), 133–51; Emily Sonestedt et al., "Do Both Heterocyclic Amines and Omega-6 Polyunsaturated Fatty Acids Contribute to the Incidence of Breast Cancer in Postmenopausal Women of the Malmo Diet and Cancer Cohort?," International Journal of Cancer 123, no. 7 (October 1, 2008): 1637–43, https://doi.org/10.1002/ijc.23394.
14. Juhee Song et al., "Analysis of Trans Fat in Edible Oils with Cooking Process," Toxicological Research 31, no. 3 (September 2015): 307–12, https://doi.org/10.5487/TR.2015.31.3.307.
15. Camille Vandenberghe et al., "Tricaprylin Alone Increases Plasma Ketone Response More Than Coconut Oil or Other Medium-Chain Triglycerides: An Acute Crossover Study in Healthy Adults," Current Developments in Nutrition 1, no. 4, (April 1, 2017): e000257, https://doi.org/10.3945/cdn.116.000257.
16. Arturo Solis Herrera and Paola E. Solis Arias, "Einstein Cosmological Constant, the Cell, and the Intrinsic Property of Melanin to Split and Re-Form the Water Molecule," MOJ Cell Science & Report 1, no. 2 (August 27, 2014): 46–51, https://doi.org/10.15406/mojcsr.2014.01.00011.

第4章　睡眠で神のコンディションに変わる

1. Matthew P. Walker et al., "Practice with Sleep Makes Perfect: Sleep-Dependent Motor Skill Learning," Neuron 35, no. 1 (July 2002): 205–11, https://doi.org/10.1016/S0896-6273(02)00746-8.
2. Ullrich Wagner et al., "Sleep Inspires Insight," Nature 247, no. 6972 (January 22, 2004): 352–55, https://doi.org/10.1038/nature02223.
3. Margaret Altemus et al., "Stress-Induced Changes in Skin Barrier Function in Healthy Women," Journal of Investigative Dermatology 117, no. 2 (August 2001): 309–17, https://doi.org/10.1046/j.1523-

plant-1336734.
10. Alan R. Gaby, “Adverse Effects of Dietary Fructose,” Alternative Medicine Review 10, no. 4 (December 2005): 294–306, http://www.ncbi.nlm.nih.gov/pubmed/16366738.
11. Matthew Streeter et al., “Identification of Glucosepane Cross-Link Breaking Enzymes,” Diabetes 67, no. S1 (July 2018): 1229-P, https://doi.org/10.2337/db18–1229-P.
12. Xu Wang et al., “Insulin Deficiency Exacerbates Cerebral Amyloidosis and Behavioral Deficits in an Alzheimer Transgenic Mouse Model,” Molecular Neurodegeneration 5 (2010): 46, https://doi.org/10.1186/1750-1326-5-46.
13. Paul B. Tchounwou et al., “Heavy Metal Toxicity and the Environment,” in Molecular, Clinical and Environmental Toxicology, Experientia Sup-plementum, vol. 101, ed. Andrea Luch (Basel, CH: Springer, 2012):133–64.
14. Elena A. Belyaeva et al., “Mitochondria as an Important Target in Heavy Metal Toxicity in Rat Hepatoma AS-30D Cells,” Toxicology and Applied Pharmacology 231, no. 1 (August 15, 2008): 34–42, https://doi.org/10.1016/j.taap.2008.03.017.
15. Varun Parkash Singh et al., “Advanced Glycation End Products and Diabetic Complications,” The Korean Journal of Physiology & Pharmacology 18, no. 1 (2014): 1–14, https://doi.org/10.4196/kjpp.2014.18.1.1.
16. The BMJ, “Fried Food Linked to Heightened Risk of Early Death Among Older US Women: Fried Chicken and Fried Fish in Particular Seem to Be Associated with Higher Risk of Death,” ScienceDaily, January 23, 2019, https://www.sciencedaily.com/releases/2019/01/190123191637.htm.
17. Masood A. Shammas, “Telomeres, Lifestyle, Cancer, and Aging,” Current Opinion in Clinical Nutrition and Metabolic Care 14, no.1 (January 2011): 28–34, https://doi.org/10.1097/MCO.0b013e32834121b1.
18. Elissa S. Epel, “Accelerated Telomere Shortening in Response to Life Stress,” Proceedings of the National Academy of Science of the USA 101, no.49 (December 7, 2004): 17312–15, https://doi.org/10.1073/pnas.040716210.
19. Gretchen Reynolds, “Phys Ed: How Exercising Keeps Your Cells Young,” New York Times Well, January 27, 2010, https://well.blogs.nytimes.com/2010/01/27/phys-ed-how-exercising-keeps-your-cells-young/?scp=1&sq=how%20 exercising%20keeps%20your%20cells%20young&st=cse.
20. Angela R. Starkweather, “The Effects of Exercise on Perceived Stress and IL-6 Levels Among Older Adults,” Biological Research for Nursing 8, no. 3 (January 2007): 186–94, https://www.ncbi.nlm.nih.gov/pubmed/17172317.

第3章　食事で超人《スーパーヒューマン》に変身する

1. Kyung-Ah Kim et al., “Gut Microbiota Lipopolysaccharide Accelerates Inflamm-Aging in Mice,” BMC Microbiology 16, no. 1 (2016): 9, https://doi.org/10.1186/s12866-016-0625–7; Yong-Fei Zhao et al., “The Synergy of Aging and LPS Exposure in a Mouse Model of Parkinson’s Disease,” Aging and Disease 9, no. 5 (2018): 785–97, https://doi.org/10.14336/AD.2017.1028.
2. Ki Wung Chung et al., “Age-Related Sensitivity to Endotoxin-Induced Liver Inflammation: Implication of Inflammasome/IL-1 β for Steatohepatitis,” Aging Cell 14, no. 4 (April 2015): 526, fig. 1, https://doi.org/10.1111/acel.12305.
3. Caria Sategna-Guidetti et al., “Autoimmune Thyroid Disease and Coeliac Disease,” European Journal of Gastroenterology & Hepatology 10, no. 11 (November 1998): 927–31, http://www.ncbi.nlm.nih.gov/pubmed/9872614.
4. A. J. Batchelor and Juliet E. Compston, “Reduced Plasma Half-Life of Radio-Labelled 25-Hydroxyvitamin D3 in Subjects Receiving a High-Fibre Diet,” British Journal of Nutrition 49, no. 2 (March 1983): 213–16, https://doi.org/10.1079/BJN19830027.
5. James H. O’Keefe, Neil M. Gheewala, and Joan O. O’Keefe, “Dietary Strategies for Improving Post-Prandial Glucose, Lipids, Inflammation, and Cardiovascular Health,” Journal of the American College of Cardiology 51, no. 3(January 22, 2008): 249–55, https://doi.org/10.1016/j.jacc.2007.10.016.
6. Başar Altınterim, “Anti-Throid Effects of PUFAs (Polyunsaturated Fats) and Herbs,” Trakya University Journal

原注

※原則的に原文のままの表記とする

第1章　ミトコンドリアにスイッチを入れる

1. Marc Yves Donath and Steven E. Shoelson, "Type 2 Diabetes as an Inflammatory Disease," Nature Reviews Immunology 11, no. 2 (February 2011):98–107, https://doi.org/10.1038/nri2925.
2. University of California–San Diego, "Type 2 Diabetes: Inflammation, Not Obesity, Cause of Insulin Resistance," ScienceDaily, November 7, 2007, https://www.sciencedaily.com/releases/2007/11/071106133106.htm.
3. Sandra Weimer et al., "D-Glucosamine Supplementation Extends Life Span of Nematodes and of Ageing Mice," Nature Communications 5 (April 8, 2014): 3563, https://doi.org/10.1038/ncomms4563.
4. Richard Weindruch and Rajindar S. Sohal, "Seminars in Medicine of the Beth Israel Deaconess Medical Center. Caloric Intake and Aging," New England Journal of Medicine 337, no. 14 (October 2, 1997): 986–94, https://doi.org/10.1056/NEJM199710023371407.
5. "D-Glucosamine as an Example of Calorie Restriction Mimetic Research," Fight Aging!, April 8, 2014, https://www.fightaging.org/archives/2014/04/d-glucosamine-as-an-example-of-calorie-restriction-mimetic-research/.
6. Karen W. Della Corte et al., "Effect of Dietary Sugar Intake on Biomarkers of Subclinical Inflammation: A Systematic Review and Meta-Analysis of Intervention Studies," Nutrients 10, no. 5 (2018): 606, https://doi.org/10.3390/nu10050606.
7. Federation of American Societies for Experimental Biology, "Scientists Remove Amyloid Plaques from Brains of Live Animals with Alzheimer's Disease," ScienceDaily, www.sciencedaily.com/releases/2009/10/091015091602.htm (accessed July 16, 2019).

第2章　エネルギーをチャージする

1. Helen Karakelides and K. Sreekumaran Nair, "Sarcopenia of Aging and Its Metabolic Impact," Current Topics in Developmental Biology 68 (2005):123–48, https://doi.org/10.1016/S0070-2153(05)68005-2.
2. Elena Volpi, Reza Nazemi, and Satoshi Fujita, "Muscle Tissue Changes with Aging," Current Opinion in Clinical Nutrition and Metabolic Care 7, no. 4 (2004): 405–10, https://doi.org/10.1097/01.mco.0000134362.76653.b2.
3. James Golomb et al., "Hippocampal Atrophy in Normal Aging. An Association with Recent Memory Impairment," Archives of Neurology 50, no. 9 (September 1993): 967–73, https://doi.org/10.1001/archneur.1993.00540090066012.
4. James L. Kirkland and Tamara Tchkonia, "Cellular Senescence: A Translational Perspective," EBioMedicine 21 (July 2017): 21–28, https://doi.org/10.1016/j.ebiom.2017.04.013.
5. Viktor I. Korolchuk et al., "Mitochondria in Cell Senescence: Is Mitophagy the Weakest Link?," EBioMedicine 21 (July 2017): 7–13, https://doi.org/10.1016/j.ebiom.2017.03.020.
6. Okhee Jeon et al., "Senescent Cells and Osteoarthritis: A Painful Connection," Journal of Clinical Investigation 128, no. 4 (April 2, 2018): 1229–37, https://doi.org/10.1172/JCI95147.
7. "Animal Data Shows Fisetin to Be a Surprisingly Effective Senolytic," Fight Aging!, October 3, 2018, https://www.fightaging.org/archives/2018/10/animal-data-shows-fisetin-to-be-a-surprisingly-effective-senolytic/.
8. Pamela Maher, "How Fisetin Reduces the Impact of Age and Disease on CNS Function," Frontiers in Bioscience (Scholar Edition) 7 (June 1, 2015):58–82, https://www.ncbi.nlm.nih.gov/pubmed/25961687.
9. Kashmira Gander, "Secret of Longevity Could Be Found in Traditional Japanese Plant that Appears to Slow Aging," Newsweek, February 20, 2019, https://www.newsweek.com/anti-aging-longevity-japanese-

【著者略歴】

デイヴ・アスプリー（Dave Asprey）

シリコンバレーのテクノロジー起業家、バイオハッカー。ブレットプルーフ 360 創業者兼 CEO。シリコンバレー保健研究所会長。バイオハックの父と呼ばれる。ウォートン・スクールで MBA を取得後、シリコンバレーで成功するも肥満と体調不良に。その体験から、IT スキルを駆使して自らの体をバイオハック、世界トップクラスの脳科学者、生化学者、栄養士等の膨大な数の研究を総合し、自己実験に 100 万ドルを投じて心身の能力を向上させる方法を研究。自らも IQ を上げ、50 キロ痩せたその画期的なアプローチは、ニューヨーク・タイムズ、フォーブス、CNN、LA タイムズ等、数多くのメディアで話題に。ポッドキャスト「ブレットプルーフ・ラジオ」はウェブ界の最高権威、ウェビー賞を受賞するなど、絶大な支持を誇る。著書に『シリコンバレー式自分を変える最強の食事』『HEAD STRONG シリコンバレー式頭がよくなる全技術』『シリコンバレー式超ライフハック』（ともに栗原百代訳、ダイヤモンド社）など。

著書・ポッドキャスト

Game Changers（『シリコンバレー式超ライフハック』栗原百代訳、ダイヤモンド社、2020 年）
Head Strong（『HEAD STRONG シリコンバレー式頭がよくなる全技術』栗原百代訳、ダイヤモンド社、2018 年）
The Bulletproof Diet（『シリコンバレー式自分を変える最強の食事』栗原百代訳、ダイヤモンド社、2015 年）
Bulletproof: The Cookbook
The Better Baby Book
Bulletproof Radio podcast

【訳者略歴】

三浦和子（みうら・かずこ）

兵庫県生まれ。神戸女学院大学文学部英文学科卒業。翻訳家。訳書に『[超訳] エマソンの「自己信頼」』（PHP 研究所）、『世界の山岳大百科』（共訳、山と渓谷社）、『ドラグネット 監視網社会』（祥伝社）、『心を休ませるために今日できる 5 つのこと』（集英社）、『デザインリーダーシップ』（ビー・エヌ・エヌ新社）などがある。

SUPER《スーパー》 HUMAN《ヒューマン》
シリコンバレー式《しき》ヤバいコンディション

2020 年 10 月 25 日　初版第 1 刷発行

著者　デイヴ・アスプリー
訳者　三浦和子《みうらかずこ》

発行者　小川 淳
発行所　SB クリエイティブ株式会社
〒106-0032　東京都港区六本木 2-4-5
電話　03-5549-1201（営業部）
装丁　井上新八
カバーイラスト　サイトウユウスケ
本文デザイン　荒井雅美（トモエキコウ）
DTP　間野 成（間野デザイン）
編集協力　渡辺稔大
編集　小倉 碧（SB クリエイティブ）
印刷・製本　三松堂株式会社

本書をお読みになったご意見・ご感想を下記 URL、または左記 QR コードよりお寄せください。 https://isbn2.sbcr.jp/05162/

落丁本、乱丁本は小社営業部にてお取り替えいたします。定価はカバーに記載されております。本書の内容に関するご質問等は、小社学芸書籍編集部まで必ず書面にてご連絡いただきますようお願いいたします。

ISBN 978-4-8156-0516-2